KB187210

빡빡이 루틴으로 건강을 찾으세요.
-피지컬 갤러리

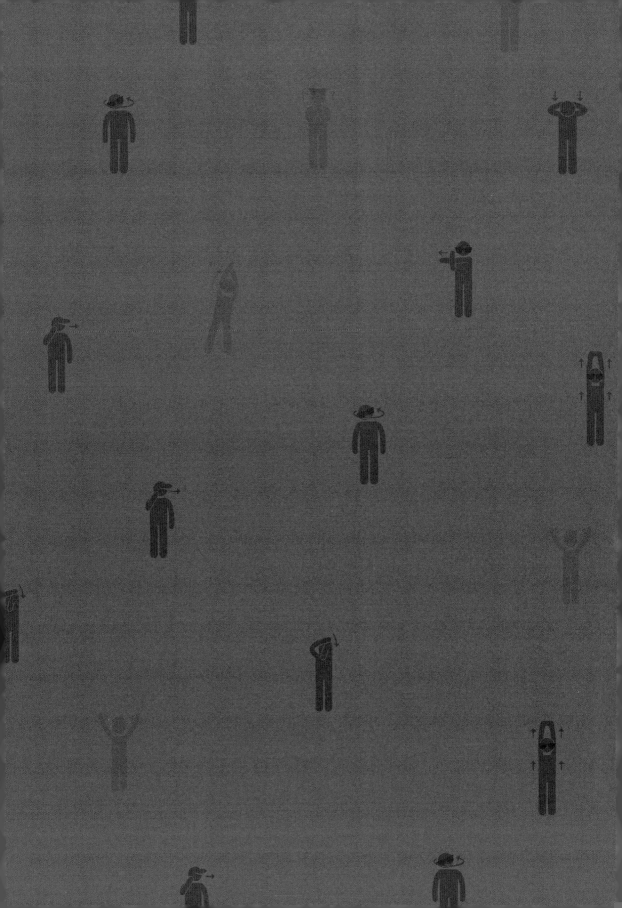

내 몸과의 전쟁

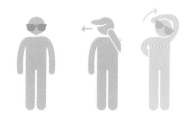
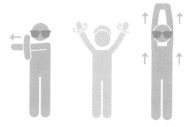
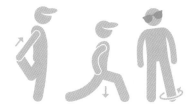
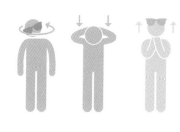
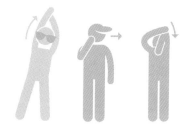
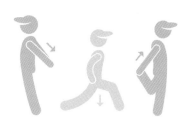

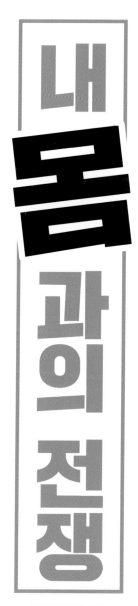

내 몸과의 전쟁

피지컬갤러리 지음

책들의정원

아는 것이 건강이다

피지컬갤러리는 '아는 것이 곧 건강이다 knowledge is health'라는 취지에 따라 의학 전문가들의 지식과 정보를 비전문가들의 눈높이에 맞는 수준으로 가공, 유튜브를 통해 전달하고 있다. 한두 명으로 시작했지만 새로운 콘텐츠를 창출하기 위해 팀원을 추가로 모집하다 보니 현재는 필라테스 강사, 스포츠 영양사, 스포츠 의학박사, 물리치료사, 운동선수, 선수 트레이너 등으로 구성된 건강전문가 협력 집단이 되었다.

한국은 의료서비스가 굉장히 발달된 국가 중 하나로, 사실 원한다면 어지간한 치료는 모두 받을 수 있다. 그러나 자기에게 필요한 치료, 운동법 등은 아직도 찾기가 어려운 편이며, 전문적인 자료는 거의 공유가 안 되고 있는 시점이다. 문제는 이렇게 자기에게 필요한 운동법이나 치료법을 모르면 체형교정 같은 경우, 병원을 가서 상담을 하고 치료를 받더라도 그 치료 효과가 '일시적'으로만 나타날 뿐 완치가 되거나 지속적인 효과를 볼 수 없다는 점이다.

즉, 병원에 다녀온 순간에는 괜찮은데, 얼마 지나지 않아 체형이 다시 틀어져 버리는 것이다. 이렇게 체형이 틀어지면 외관적으로도 안 좋을 뿐만 아니라 목 디스크, 허리 디스크 등 각종 근골격계 질환에도 매우 취약해지게 된다. 그래서 자신에게 필요한 교정 방법을 찾을 수 있도록 최대한 자세하게 자신의 체형이 무엇인지 확인해보는 평가법, 몸이 틀어지는 원인과 유형 등을 모두 정리해서 책으로 선보이게 되었다.

《내 몸과의 전쟁》은 굽은 등, 거북목, 일자목, 골반전방경사와 골반후방경사, 뒤로 휜다리, O다리와 같은 대표적인 체형들에 대한 평가법, 원인, 유형을 먼저 알아보고 해당되는 체형을 고칠 수 있는 운동법과 같은 체형교정에 필요한 각종 정보가 상세히 담겨 있다. 여기서 소개하는 정보들은 약 1년에 걸쳐서 3명의 물리치료사와 건강운동관리사, 트레이너 등이 함께 제작하였으며 최대한 다양한 각도에서 심도 깊게 접근하려고 노력했다.

세부적인 내용을 담고 있는 만큼 다소 이해하는 데 시간이 소요될 수는 있으나, 여기 담긴 내용을 충분히 숙지하고 이해할 수 있다면 더 이상 체형으로 인해 스트레스를 받는 일은 없어지게 될 것이다. 이 책에 담긴 정보를 통해 많은 이들이 건강을 되찾기를 바란다.

2019년 12월
피지컬갤러리

챕터 1. 숨과의 전쟁

챕터 2. 굽은 등과의 전쟁

챕터 3. 거북목과의 전쟁

챕터 4. 일자목과의 전쟁

챕터 5. 허리와의 전쟁 – 골반 전·후방 경사

챕터 6. 뒤로 휜 다리와의 전쟁

챕터 7. O다리와의 전쟁

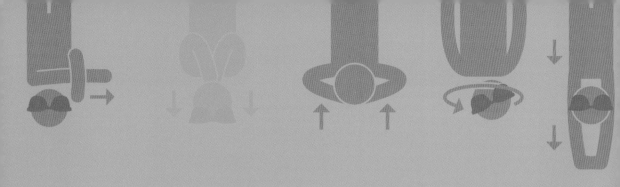

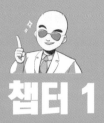

챕터 1

숨과의 전쟁

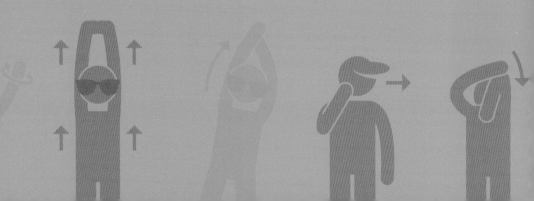

올바른 호흡

숨은 코로만 쉬는 것이 아니다

체형 교정에 있어서 가장 중요한 것을 하나 선택한다면 그것은 바로 '호흡'이다. 올바른 호흡을 하지 않으면 아무리 열심히 교정 운동이나 스트레칭을 반복해도 결국에는 다시 잘못된 체형으로 돌아가게 된다. 호흡을 잘못하면 순환계 · 근골격계 · 신경계 · 내장기 계통 모두에 악영향을 끼칠 뿐만 아니라, 호흡에 관여하는 수많은 근육들에 의해 심각한 근육 불균형이 생기게 되므로 근본적인 해결을 하기 위해서는 반드시 올바른 호흡법을 학습해야 한다.

$$\times \times \times$$

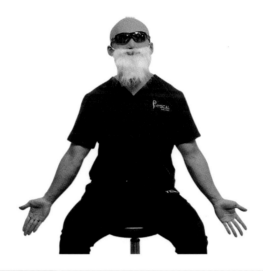

　기본적으로 호흡에는 정말 많은 근육들이 쓰이는데, 사각근·흉쇄유돌근·대흉근·소흉근·늑간근·광배근·상후거근·하후거근·척추기립근·극간근·요방형근·횡격막이 전부 호흡에 관여하는 근육에 해당된다. 이 중 사각근·흉쇄유돌근·대흉근·소흉근과 같은 목과 가슴 근육을 주로 사용하는 호흡을 흉식호흡이라고 하고, 횡격막 근육을 주로 사용하는 호흡을 복식호흡(정상 호흡)이라고 한다. 그리고 호흡에 대한 별다른 교육을 받은 적이 없는 사람은 대부분 흉식호흡을 하게 되는데, 이 흉식호흡은 강력한 근육 불균형을 유발하기 때문에 체형 교정에 치명적인 영향을 주게 된다.

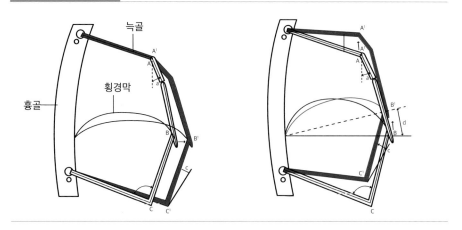

올바른 호흡의 기준은 늑골과 흉골, 복부의 움직임과 호흡의 속도를 통해 확인할 수 있다. 단, 모든 호흡은 편하게 이완된 상태로 측정해야 한다. 달리기 등 격한 움직임을 한 직후의 호흡은 측정에 부적합하다.

· **흉골의 움직임**

정상 : 전방으로 움직이고 보조 호흡 패턴이 관찰될 때는 머리 쪽으로 움직인다.

비정상 : 상방으로 움직이고, 흉골의 움직임이 복부 팽창보다 먼저 나타난다.

· **늑골의 움직임**

정상 : 1번 늑골이 가장 적게 움직이고 7, 8번 늑골이 가장 많이 움직인다.

비정상 : 1번 늑골 부위에서 움직임이 많이 일어나고 7~8번 하부 늑골 부위에서 움직임이 적게 일어난다. 혹은 하부 늑골에서 외측 확장이 나타나지 않는다.

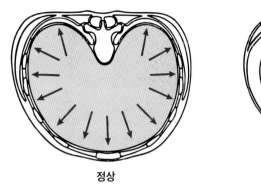 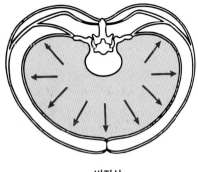

정상   비정상

· 복부의 움직임

정상 : 전방, 외측, 후방에서 전체적인 확장이 나타난다.

비정상 : 복부가 팽창하지 않거나, 움푹 들어가거나 혹은 윗배나 아랫배만 볼록하게 튀어나오면 비정상이다.

· 올바른 호흡 속도

정상 : 1분 기준으로 10~14회.

비정상 : 1분 기준으로 20회 이상.

잘못된 호흡의
원인 파악하기

잘못된 호흡의 원인은 크게 심리적 요인과 생체역학적 요인 두 가지로 분류할 수 있는데, 대표적인 심리적 요인으로는 스트레스, 우울증, 공황장애 등이 있고, 생체역학적 요인으로는 거북목, 굽은 등, 장시간 앉아 있는 생활습관이나 직업 등이 있다.

$$\times \times \times$$

잘못된 호흡의 원인이 되는 자세

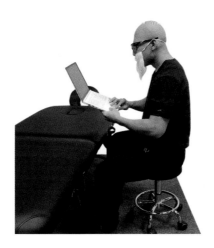

호흡을 잘못하는 원인은 굉장히 다양한데, 올바른 호흡을 하기 위해서는 이러한 원인을 명확하게 이해하는 게 중요하다. 잘못된 호흡의 원인은 크게 심리적 요인과 생체역학적 요인 두 가지로 분류할 수 있는데, 대표적인 심리적 요인으로는 스트레스, 우울증, 공황장애 등이 있고, 생체역학적 요인으로는 거북목, 굽은 등, 장시간 앉아 있는 생활습관이나 직업 등이 있다.

특히 사람은 스트레스를 받게 되면 어깨를 웅크리는 자세를 취하게 되는데, 이 자세가 어깨 근육과 가슴 근육을 긴장시켜 흉식호흡을 유발하는 강력한 요인이 된다.

내 몸 확인하기

호흡 진단 및 기능 평가

정확한 진단은 교정에 있어서 옷의 첫 단추를 메는 것과 같다. 진단이 명확하지 않으면 치료 효과가 매우 떨어질 가능성이 높기 때문에 최대한 정확하게 해야 한다. 호흡의 진단은 총 5가지로 호흡 패턴과 횡격막 호흡 기능의 평가, 앉은 상태에서 호흡 패턴 평가, 승모근과 사각근의 보상 작용 평가, 첫 번째 갈비뼈 촉진 검사, 앉은 상태에서 외측 확장의 평가로 구성되어 있다. 이제 각 진단 방법과 목적에 대해 자세히 알아보자.

1) 호흡 패턴과 횡격막 호흡 기능의 평가

복벽 확장의 모습

A 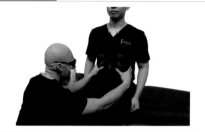   B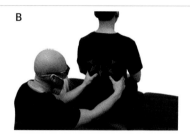

· **검사 목적**

① 횡격막이 제 기능을 하고 있는지 확인한다.

② 정상적으로 복벽이 전후좌우로 확장되는지 확인한다.

· **검사 방법**

① 환자는 바로 앉은 자세로 어깨가 이완된 상태를 유지한다.

② 환자에게 복부가 사방으로 팽창될 수 있도록 숨을 들이쉬도록 지시한다.

③ 검사자는 환자의 전면에서 서혜부상부를 촉진한다.(사진 A)

④ 환자의 후면에서 하부 갈비뼈 아래쪽 사이를 촉진한다.(사진 B)

⑤ 촉진하기 위해 닿아 있는 검사자의 손을 숨을 들이마셔 밀어내게 한다.

· **평가**

전면(사진 A) 혹은 후면(사진 B)에서 촉진한 손에서 복부가 팽창되는 느낌이 미세하거나 나타나지 않는다면 횡격막이 약해졌다는 뜻이다.

2) 앉은 상태에서 호흡 패턴 평가 : 투핸드 테스트

· 검사 목적

흉골(가슴뼈)의 비정상적인 움직임을 통
한 흉식호흡의 여부를 확인한다.

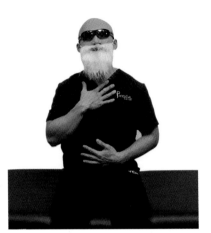

· 검사 방법

① 환자는 바로 앉은 자세에서 한 손은
가슴 위쪽에 놓고, 다른 한 손은 윗배에
댄다.
② 환자가 몇 번의 호흡을 하는 동안 검
사자는 환자의 손을 잘 관찰한다.

· 평가

만약 가슴 위쪽의 손이 먼저 움직이면 흉식호흡이다. 특히 그 손이 앞쪽보다
는 위쪽으로 더 치우쳐서 움직이고 윗배의 손보다 더 많이 움직인다면 흉식호
흡을 하고 있다는 뜻이다.

3) 상부승모근과 사각근의 보상 작용 평가

· **검사 목적**

승모근과 사각근의 움직임을 통해 근
육 불균형에 의한 흉식호흡을 하고 있
는지 확인한다.

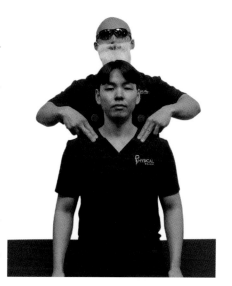

· **검사 방법**

① 환자는 앉은 자세를 취하고 검사자
는 환자의 뒤쪽에 서서 두 손을 환자
의 상부승모근 부위에 부드럽게 올려
놓는다.

② 환자에게 숨을 들이쉬도록 하고 검
사자는 자신의 손이 천장 쪽으로 어느
한쪽 또는 양측으로 많이 움직이는지
관찰한다.

· **평가**

두 손 또는 한 손이 천장 쪽으로 많이 움직인다면 상부승모근과 사각근이 과
도하게 활동하고 있는 것으로, 흉식호흡을 의미한다.

4) 첫 번째 갈비뼈 촉진 검사

· 검사 목적

사각근, 흉쇄유돌근, 승모근의 움직
임을 통해 근육 불균형에 의한 흉식
호흡을 하고 있는지 확인한다.

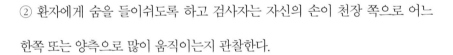

· 검사 방법

① 환자는 앉은 자세를 취하고 검사
자는 환자의 뒤쪽에 서서 중지로 환
자의 양쪽 상부승모근을 뒤로 당기
고 첫 번째 갈비뼈 위에 부드럽게 올려놓는다.

② 환자에게 숨을 들이쉬도록 하고 검사자는 자신의 손이 천장 쪽으로 어느
한쪽 또는 양측으로 많이 움직이는지 관찰한다.

· 평가

만약 두 손 또는 한 손이 천장 쪽으로 많이 움직인다면 상부승모근과 사각근,
흉쇄유돌근이 과도하게 활동하고 있는 것으로, 흉식호흡을 의미한다.

5) 앉은 상태에서의 외측 확장 평가

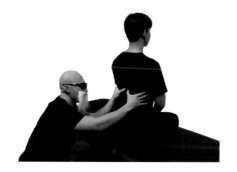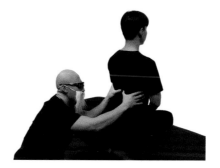

· **검사 목적**

횡격막이 제 기능을 하고 있는지 확인한다.

· **검사 방법**

① 환자는 앉은 자세를 취하고 검사자는 환자의 뒤쪽에 서서 자신의 양손 엄지손가락을 흉추 9번, 10번 정도의 극돌기(척추골의 돌출부) 양 옆쪽에 둔다.

② 환자가 숨을 들이마실 때 검사자의 엄손가락이 움직이는 것을 살펴봄으로써 외측 팽창의 이동 정도, 대칭성 정도를 알아본다.

· **평가**

횡격막 호흡을 잘하고 있다면 갈비뼈의 수직 움직임(위아래 움직임)이 전혀 없거나 거의 없어야 한다.

올바른 호흡을 만드는 무기

흉식호흡 교정 운동

흉식호흡은 횡격막 운동과 생활습관 개선, 그리고 호흡 교정 운동을 통해 교정할 수 있다. 각각의 교정 방법에 대해 자세히 알아보자.

1) 누워서 하는 횡격막 운동

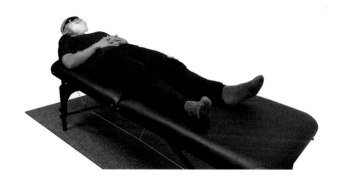

· 운동 방법

① 환자는 편하게 등을 기대어 누운 자세를 취한다.

② 호흡을 들이마시는 동안 적극적으로 복부를 앞으로 밀어내고, 곧바로 자연스럽게 힘을 빼고 내쉬도록 한다.

③ 호흡을 들이마시고 내쉬는 사이에 호흡을 멈추지 말고 숨을 길게 내쉬도록 한다.

④ 호흡을 내쉴 때는 힘을 들일 필요 없이 단지 이완하여 공기가 빠져 나가도록 한다.

⑤ 호흡을 들이마시는 것은 2초, 내쉬는 호흡을 6초, 다음 들이마시는 호흡까지 2초를 휴식하여 호흡의 한 주기가 10초가 되게 한다. 10초 주기로 하는 호흡이 어렵다면, 들이마시는 호흡 2초, 내쉬는 호흡 5초, 휴식을 1초로 하여 8초 주기로 실행한다.

· 운동 빈도 및 유의사항

① 매일 최소 10분씩 5~6회 시행한다.

② 이 운동을 하는 동안 집중력을 흐트러뜨리는 다른 작업(음악 청취, TV 시청 등)을 하지 않는다.

③ 잠에 들기 전, 일어나기 전에 하는 연습은 도움은 되지만 완벽한 학습은 어려우므로 확실히 깨어 있는 동안에 연습을 한다.

2) 서서 하는 횡격막 운동

· 운동 방법

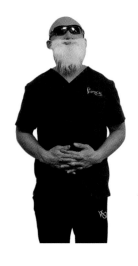

① 편안하게 선 상태에서 한쪽 팔이 복부를 지나가게 하여 반대쪽 손목을 잡는다.

② 이때 팔이 복벽의 움직임을 느낄 수 있도록 힘을 빼고 편안하게 있는다.

③ 이 자세에서 '누워서 하는 횡격막 운동'의 ②~⑤를 시행한다.

④ 기회가 생길 때마다 수시로 이 운동을 반복한다.

3) 앉아서 하는 횡격막 운동

· **운동 방법**

① 환자는 의자에 앉아 몸을 편하게 반쯤
기댄다.

② 이 자세에서 '누워서 하는 횡격막 운동'
의 ②~⑤를 시행한다.

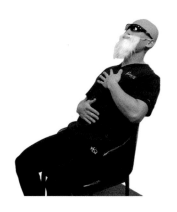

4) 이완하는 습관 기르기

· **운동 방법**

① 대부분의 과호흡증후군 환자는 자세가 긴장(거북목, 굽은 등)되어 있으므로
편안하게 이완하는 습관을 가지도록 한다.

② 흉식호흡 환자는 대부분 행동이 급하고 숨이 가쁘다. 말을 할 때도 숨을 멈
추지 않고 긴 문장으로 말하고 다음 문장 앞에서 헐떡거리는 특징을 가진다.
언제나 이완하는 습관을 가지도록 하자. 특히 전화할 때 숨이 가빠지므로 일
상 대화를 녹음하여 들어보는 것이 말하기 습관을 인식하는 데 도움이 된다.

5) 브뤼거^{Brugger} 이완 자세

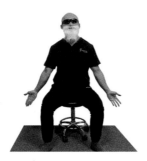 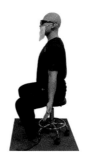

· 운동 방법

① 의자의 가장자리 앞쪽에 앉아 양팔을 옆쪽으로 내려놓는다.

② 다리를 어깨보다 넓게 벌리고 앉은 후 발은 바깥쪽으로 돌린다.

③ 골반은 약간 앞으로 돌려 허리를 약간 편다.

④ 가슴을 약간 앞으로 내밀면서 위쪽으로 편다.

⑤ 손바닥이 앞으로 향하도록 팔을 바깥쪽으로 돌린다.

⑥ 이 자세에서 누워서 하는 횡격막 운동의 ②~⑤를 시행한다.

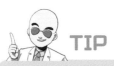 TIP

이 자세는 오래 앉아 있는 시간이 많은 사람에게 특히 중요하고, 앉아 있는 동안 근육의 긴장
이 느껴질 때나 스트레스를 받을 때마다 시행하는 것이 좋다.

내 몸과의 전쟁

6) 5보행 리듬 연습

흉식호흡 환자의 호흡은 항상 빠르고 불규칙하다. 발의 리듬은 호흡을 조절하는 규칙적인 박자를 제공하여 메트로놈(음악의 템포를 올바르게 나타내는 기계)과 같은 역할을 해준다.

· 운동 방법

① 정상적인 페이스로 걷는 동안 숨을 들이마시면서 두 걸음을 걷고, 내쉬면서 두 걸음, 다음으로 호흡을 하기 전까지 두 걸음을 걸으면서 숨을 멈추는 것을 반복한다.

② 처음에는 횡격막 호흡보다는 리듬을 맞추는 데 집중하고, 리듬이 맞춰지면 횡격막 호흡을 통한 연습을 한다.

7) 신체 긴장을 제거하기 위한 보행

보행하는 동안 신체의 자연스러운 리듬은 한쪽 다리가 앞으로 나갈 때 반대쪽 팔이 앞으로 나가는 움직임을 보인다. 이러한 보행은 마치 몸통과 골반이 서로 반대 방향으로 자연스럽고 가볍게 회전하는 양상을 보인다. 몸이 편안하고 이완된 상태로 이러한 자연스러운 보행을 할 수 있도록 연습하자.

8) 자율 이완 훈련

· 운동 방법

① 편안한 자세로 바닥이나 침대 위에 누운 상태에서 머리 아래에 작은 베개를 베고 무릎을 구부리고 눈을 감는다.

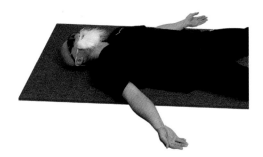

② 팔을 살짝 벌리고 팔의 무게감에 집중하면서 자신에게 '내 오른팔이 무겁다'고 생각하며 팔이 바닥으로 가라앉는 느낌을 갖도록 한다.

③ 약 1분에 걸쳐 오른팔의 무게에 집중한다. 무거운 느낌이 들면 반대쪽 팔도 동일하게 1분간 반복한다.

④ 다음으로는 '내 손이 따뜻하다'고 머릿속으로 되뇌이며 손이 따듯해지는 느낌에 집중한다. 1분간 지속한다.

⑤ 반대쪽 팔과 오른쪽, 왼쪽 다리 순서로 각각 1분씩 동일한 방법으로 시행한다.

⑥ 온기가 감지되면 마지막으로 이마가 서늘해진다는 생각을 하며 그 느낌에 집중한 후 가볍게 기지개를 켜면서 운동을 종료한다. (두통이나 편두통이 있는 사람이 이마가 서늘해지는 느낌을 느낄 경우 악화될 수 있으므로 주의가 필요하다.)

TIP

이 운동은 휴식과 명상의 장점을 결합한 운동의 한 형태로, 스트레스에 대한 몸의 반응에 초점을 맞추고 이를 뒤집기 위한 명상법이다.

내 몸과의 전쟁

9) 호흡하는 동안 어깨의 움직임 감소 시키기

· 운동 방법

① 거울 앞에 서서 숨을 쉬는 동안 어깨가
위로 올라갔다가 내려오는 움직임이 있는
지 관찰한다.

② 만약 어깨가 위아래로 움직임을 보인다
면 다음 단계의 운동을 시행한다.

③ 팔걸이가 있는 의자에 팔을 완전히 올려
놓고 앉는다.

④ 코로 숨을 들이마시는 동안 어깨를 부드럽게 팔걸이 방향 아래로 밀어내려
어깨 근육이 고정되어 올라가지 않도록 한다.

⑤ 숨을 내쉴 때 아래쪽으로 누른 어깨 힘을 풀어준다.

 TIP

팔걸이가 없는 의자에서 이 운동을 할 경우에는 숨을 들이마시는 동안에 단순히 팔꿈치를 허
공에서 내려 눌러도 좋다.

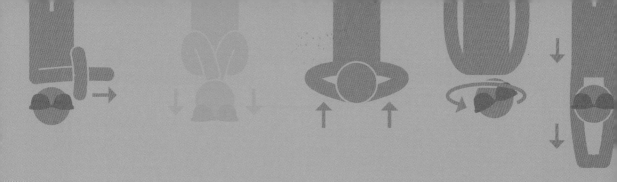

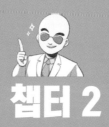

챕터 2

굽은 등과의 전쟁

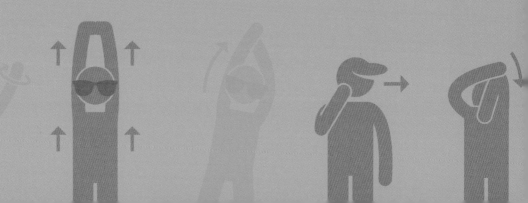

01

굽이굽이
휘어진 등

굽은 등은 가장 대표적인 체형 중 하나로 어깨가 둥글게 말린 체형을 의미한다. 굽은 등이 있는 경우 대부분 3가지 특징이 나타나게 되며, 생활습관이나 환경에 의해 약간 씩 변형될 수 있다.

✕ ✕ ✕

정상 체형과 굽은 등 체형의 차이

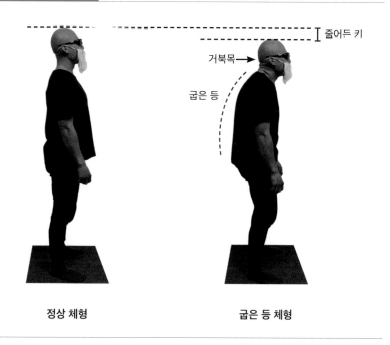

정상 체형   굽은 등 체형

굽은 등은 가장 대표적인 체형 중 하나로 어깨가 둥글게 말린 체형을 의미한다. 굽은 등이 있는 경우 대부분 목이 앞으로 쏠리는 거북목, 흉추후만, 굽은 어깨와 같은 3가지 특징이 나타나게 되며, 생활습관이나 환경에 의해 약간씩 변형될 수 있다.

등이 둥글게 말리면 근육 불균형이 발생한다. 근육의 짧아지는 근육(근육 단축)과 늘어나는 근육(근육 신장)으로 분류할 수 있다. 이때 짧아지는 근육(근육 단축)과 늘어나는 근육(근육 신장)으로 분류할 수 있다. 이때 명심해야 할 사실은 근육은 짧아지든 늘어나든 둘 다 비정상적이라는 것이며, 근육이 길어졌다고 해서 그 근육이 약해졌다는 것을 의미하지는 않는다는 것이다. 일반적으로 길어지는 근육이 더 강한 스트레스를 받게 되므로 해당 근육에 통증이 나타나게 된다.

· 굽은 등으로 인해 짧아지거나 늘어나는 근육들

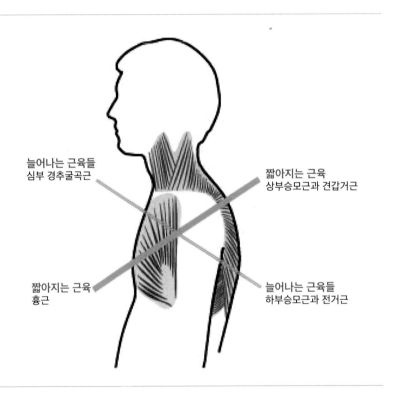

늘어나는 근육들
심부 경추굴곡근

짧아지는 근육
상부승모근과 견갑거근

짧아지는 근육
흉근

늘어나는 근육들
하부승모근과 전거근

굽은 등이 있을 때 짧아지는 근육들	굽은 등이 있을 때 늘어나는 근육들
대흉근, 소흉근, 광배근, 극하근, 소원근, 견갑하근, 복직근, 전거근	중부·하부 승모근, 요추부 척추기립근, 능형근

이 같은 근육 단축은 굽은 등의 패턴에 따라서 약간씩 달라질 수 있으며, 기본적으로 대흉근, 소흉근, 광배근, 복직근, 전거근은 항상 단축된다.

02

굽은 등의
원인 파악하기

굽은 등의 원인은 굉장히 다양하며, 원인에 따라서 치료 방법이 전혀 달라지기 때문에 올바른 교정을 위해서는 이 원인을 명확하게 이해하는 것이 중요하다. 굽은 등은 어깨의 회전과 척추의 정렬 상태에 따라서 총 4가지 패턴으로 분류할 수 있으며 이런 패턴은 생활습관과 환경에 의해 결정된다.

×××

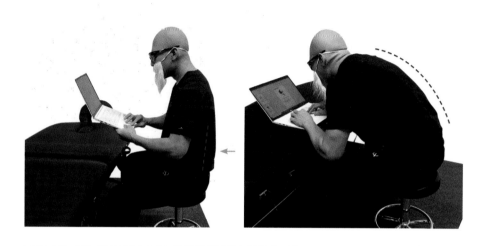

　굽은 등은 척추의 정렬 상태에 따라서 허리와 등이 둘 다 굽은 패턴과 허리만 굽은 패턴으로 분류할 수 있고, 그 패턴 안에서도 어깨의 회전 상태에 따라서 내회전 패턴과 외회전 패턴으로 분류할 수 있다.

· **굽은 등 패턴의 종류**

① 허리와 등이 굽고, 어깨는 내회전된 패턴

② 허리만 굽고, 어깨는 내회전된 패턴

③ 허리와 등이 굽고, 어깨 회전은 외회전인 패턴

④ 허리만 굽고, 어깨 회전은 외회전인 패턴

1) 허리와 등이 굽은 패턴

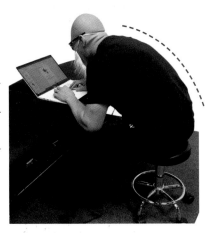

굽은 등은 척추의 정렬을 기준으로 허리와 등이 굽은 패턴과 허리만 굽은 패턴으로 분류할 수 있는데, 대부분은 허리와 등이 같이 굽게 된다. 특히 컴퓨터 작업, 독서, 공부 등을 할 때 바르지 못한 자세를 취하면 허리가 둥글게 말리고, 이런 생활습관이 지속되면 허리와 등이 굽은 체형이 나타나게 된다.

2) 허리만 굽은 패턴

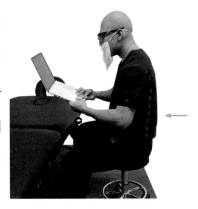

굽은 등 체형은 허리만 둥글게 말린 체형이 있는데, 아이러니하게도 이 체형은 평소 허리를 바르게 세워서 앉으려고 하는 습관에 의해서 나타난다. 즉, 허리는 굽었는데 등만 억지로 펴주려고 하면서 생기는 체형인 것이다.

3) 내회전 패턴

굽은 등은 어깨의 회전을 기준으로 정면 패턴과 내회전 패턴으로도 분류할 수 있는데, 대부분은 내회전 패턴으로 나타난다. 특히 컴퓨터 작업, 독서, 공부 등을 할 때의 자세를 보면 대부분 어깨가 내회전될 수밖에 없고, 굽은 등이 있는 사람들은 대부분 앉아서 일을 하는 경우가 많기 때문에 내회전을 동반한 굽은 등 체형이 나타나게 된다.

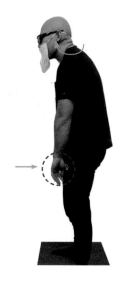

4) 외회전 패턴

굽은 등 체형을 보면 가끔 손등이 바깥을 향하는, 즉 어깨 회전이 정상 위치에 있는 경우가 있는데, 이는 물건을 꺼내거나 스마트폰을 조작하는 등 손을 자주 사용하는 생활습관을 가지고 있는 경우 팔이 자연스럽게 바깥쪽으로 회전하기 때문이다. 어깨 회전이 정상 위치에 있다고 해서 상태가 좋다는 걸 의미하지는 않음을 기억해 두자.

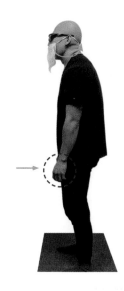

03

내 몸 확인하기

굽은 등 진단 및 평가

정확한 진단은 교정에 있어서 첫 단추와 다름없다. 진단이 명확하지 못하면 치료 효과가 매우 떨어질 가능성이 높기 때문에 가급적이면 여러 가지 방법으로 교차 검증을 하는 게 좋다. 여기서 말하는 교차 검증은 사진을 찍었을 때 굽은 등이라는 결과가 나와도 그것만으로 확신하지 않고, 이학적 검사$^{Special\ test}$(시진, 촉진, 타진, 청진 등으로 환자의 몸 상태의 이상 유무를 파악하는 방법), 병력^{History} 등의 결과를 비교해서 결과의 신뢰성을 높이라는 뜻이다. 굽은 등의 진단은 병력, 사진 촬영, 병력, 엑스레이$^{X-Ray}$ 검사, 근육 길이 검사 등을 통해 진단할 수 있다.

1) 옆모습 사진 촬영

굽은 등의 다양한 패턴

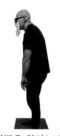

A. 손등이 바깥을 향하는 굽은 등

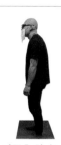

B. 손등이 안쪽을 향하는 굽은 등

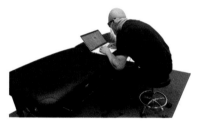

C. 허리와 등이 모두 굽은 패턴

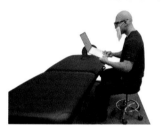

D. 허리만 굽은 패턴

· 검사 목적

옆으로 서 있는 모습을 촬영해 어깨가 내회전인지 정면을 향하고 있는지, 등과 허리가 굽었는지, 등만 굽었는지 등을 확인한다.

· 검사 방법

굽은 등이 의심되는 경우 옆모습을 찍은 다음 2가지 측면에서 체크한다.

① 어깨의 회전

손등이 정면을 향하는가? (어깨 내회전, 사진 A)

손등이 바깥을 향하는가? (어깨 정상 회전, 사진 B)

② 척추의 정렬

등과 허리가 둘 다 굽어 있는가? (사진 C)

허리만 굽어 있는가? (사진 D)

2) 엑스레이 검사

콥 앵글 측정법

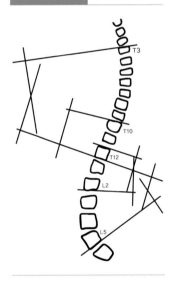

· **검사 목적**

콥 앵글Cobb angle을 측정하여 통해 굽은 등의 정도를 보다 명확하게 파악한다.

· **검사 방법**

콥 앵글은 측정하려는 만곡의 오목한 쪽으로 가장 기울어진 상부 끝 척추의 상단과 만곡의 하부 끝 척추의 하단에 선을 그은 뒤 각각의 선에서 직각으로 수직선을 그었을 때 나타나는 교차된 각을 의미한다. 보통 굽은 등의 경우 T3~T12(흉추 3~12번)을 기준으로 측정한다.

· 평가

일반적으로 콥 앵글이 20~40도 정도 나왔을 때 정상이라고 보며, 50도에 가

깝거나 넘어가는 경우 굽은 등이라고 판단한다.

3) 근육 길이 검사

◇ 대흉근 검사

· 검사 목적

굽은 등이 있는 경우 생기기 쉬운 근육 단축 패턴을 확인해서 굽은 등인지 확

인할 수 있다. 대흉근 단축 검사를 통해 굽은 등인지 알아보자.

· 검사 방법

① 대흉근 아래 흉골섬유 길이 검사
대상자가 침대에 바로 누운 상태에
서 검사자가 대상자의 팔을 약간 외
회전 시키고 150도 벌린 위치에서
팔을 침대 옆 허공에 떨어트린다.

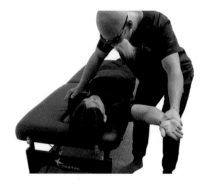

② 대흉근 가운데 흉골섬유 길이 검사

대상자가 침대에 바로 누운 상태에서
검사자가 대상자의 팔을 90도 벌리고
침대 옆 허공에 떨어트린다.

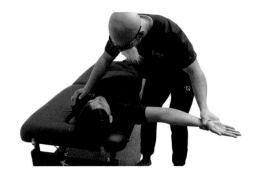

③ 대흉근 쇄골섬유 길이 검사

대상자가 침대에 바로 누운 상태에서
검사자가 대상자의 팔을 40도 정도
벌리고 침대 옆 허공에 떨어트린다.

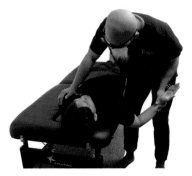

· **평가**

①과 ②의 경우 대상자의 팔이 지면과 수평인 위치에서 안정되면 정상이며,
지면과 수평인 위치보다 위로 들려 있으면 긴장되어 있는 상태이다. ③의 경
우는 양쪽을 비교하여 팔이 덜 떨어지는 쪽이 긴장되어 있는 쪽이며, 특별한
정상 각도 범위는 정해져 있지 않다.

◇ 소흉근 단축 검사

· **검사 목적**

굽은 등이 있는 경우 생기기 쉬운 근육
단축 패턴을 확인해서 굽은 등일 가능
성이 높다는 것을 확인할 수 있다. 소흉
근 단축 검사를 통해 굽은 등인지 알아
보자.

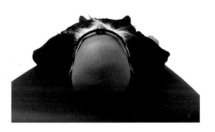

· **검사 방법**

대상자는 침대에 바로 누운 상태에서 무릎을 굽히고 팔은 몸통 옆에 편안하게
내려놓는다. 검사자는 대상자의 견봉(어깨에서 위로 도드라져 올라온 부위) 뒷면과
침대 사이의 거리를 측정한다.

· **평가**

이상적인 견봉 뒷면과 침대 사이의 거리는 2cm이다. 2cm 이상 견봉이 들려
있다면 소흉근이 긴장되어 있을 가능성이 있다.

◇ 광배근 단축 검사

· **검사 목적**

굽은 등이 있는 경우 생기기 쉬운
근육 단축 패턴을 확인해서 굽은
등일 가능성이 높다는 것을 확인
할 수 있다. 광배근 단축 검사를 통
해 굽은 등인지 알아보자.

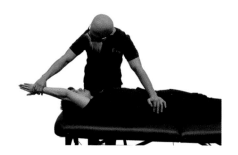

· **검사 방법**

① 대상자는 침대에 바로 누운 상태에서 무릎을 굽힌다.
② 검사자는 대상자의 팔을 머리 위로 굽힌다.

· **평가**

무릎을 굽혀 허리가 침대와 수평인 상태에서 팔도 침대와 수평을 유지하고 있
다면 정상이다. 침대에서 팔이 들린다면 긴장되어 있는 상태이다.

내 몸과의 전쟁

◇ 극하근과 소원근 단축 검사

· 검사 목적

굽은 등이 있는 경우 생기기 쉬운 근육 단축 패턴을 확인해서 굽은 등일 가능성이 높다는 것을 확인할 수 있다. 극하근과 소원근 단축 검사를 통해 굽은 등인지 알아보자.

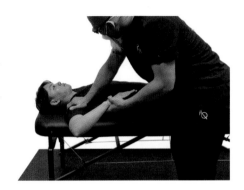

· 검사 방법

① 대상자는 침대에 바로 누워 팔꿈치와 어깨를 90도로 구부린다.

② 검사자는 대상자의 견갑골이 바닥에서 들리지 않도록 어깨 관절을 아래 방향으로 누르고 어깨 관절을 내회전 시킨다.

· 평가

정상적인 내회전 범위는 70도이다. (바닥에서 20도 정도 들려 있는 상태) 70도 이하로 내회전이 된다면 극하근과 소원근이 긴장되어 있을 가능성이 높다.

04

곧은 등을 만드는 무기

굽은 등 교정 빡빡이 루틴

앞서 말했듯 굽은 등의 교정은 패턴에 따라서 그 치료법이 완전히 달라지므로 각각의 패턴에 맞게 적용해야 하며, 긴장된 근육과 관절의 이완, 약화된 근육의 활성화, 정상 움직임 회복 과정을 통해 교정을 진행할 수 있다.

1) 허리와 등이 굽고 어깨는 내회전된 패턴

벽 짚고 가슴 펴기 → 엎드려서 한쪽 팔 올렸다 내리기 → 양팔 들어올렸다 내리기 → 앉은
자세에서 상체 기울였다 펴기 → 엎드려서 양팔 들어올렸다 내리기

✕ 벽 짚고 가슴 펴기 ✕

1

2

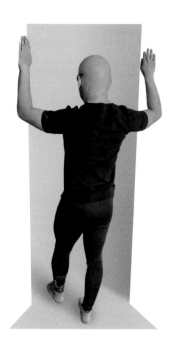
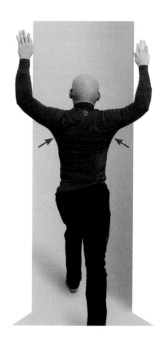

① 양팔을 135도 정도 벌리고 벽에 팔꿈치와 손목을 붙인다.

② 내쉬는 호흡과 함께 상체를 앞으로 내민다.

③ 15초간 자세를 유지했다가 처음의 상태로 돌아온다. 4회 반복한다.

④ 팔을 벌리는 각도를 90도, 45도로 바꿔 ②~③의 과정을 시행한다.

╳ 엎드려서 한쪽 팔 올렸다 내리기 ╳

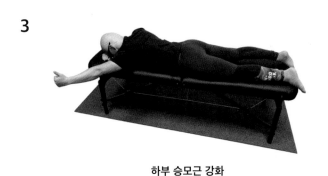

1

2

중부 승모근 강화

3

하부 승모근 강화

① 한손으로 이마를 받치고 엎드린 자세를 취한다.

② 다른 쪽 팔은 90도로 펴고 엄지손가락이 천장 방향으로 향하게 돌린다. 팔을 천장 방향으로 들어올린다. 10회씩 3세트 반복한다.

③ ②의 과정에서 팔을 135도로 벌리면 하부 승모근 강화 운동이 된다.

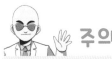

주의

팔을 천장 쪽으로 들어올릴 때는 날개뼈를 척추 방향으로 끌어당겨야 하며 어깨 관절만 움직이지 않도록 한다.

내 몸과의 전쟁

✕ 양팔 들어올렸다 내리기 ✕

1

2

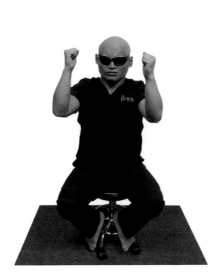

① 바로 선 자세나 앉은 자세에서 양쪽 팔꿈치와 어깨를 90도씩 굽힌다. 이때 양쪽 전완부가 어깨 앞에 있어야하며 서로 평행하게 위치해야 한다.

② 양쪽 팔꿈치를 펴면서 팔을 머리 위로 곧게 폈다가 돌아온다.

③ 10회씩 3세트 반복한다.

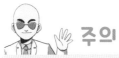 **주의**

양쪽 손목이 안으로 향하지 않도록 양쪽 전완부를 수평으로 유지한다.

✕ 앉은 자세에서 상체 기울였다 펴기 ✕

1 **2**

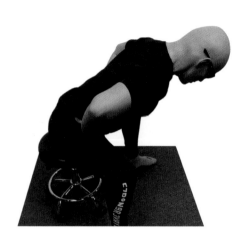

① 의자에 앉아 꼬리뼈를 치켜세워 허리를 펴고 양손은 고관절을 잡는다.

② 가슴을 적당히 펴고 날개뼈를 등 뒤의 아래쪽 방향으로 살짝 끌어당긴다. 턱은 살짝 당겨 정면을 응시한다.

③ 고관절을 이용해 상체를 앞으로 기울였다가 돌아온다. 이때 허리와 등의 움직임은 없어야 한다. 10회씩 3세트 반복한다.

내 몸과의 전쟁

✕ 엎드려서 양팔 들어올렸다 내리기 ✕

1

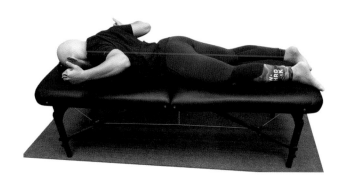

2

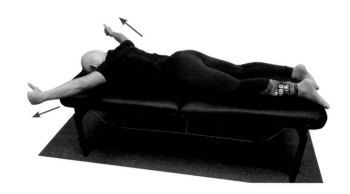

① 이마에 수건을 받치고 엎드려 누운 후 양팔을 90도로 벌리고 팔꿈치는 90도로 굽힌다. 엄지손가락은 천장 방향으로 향하게 한다.

② 팔을 지면과 평행이 되게 하고, 어깨뼈를 척추 방향으로 끌어당기듯이 팔을 들어 올린다.

③ 오른손은 1시, 왼손은 11시 방향으로 천천히 팔을 뻗었다가 돌아온다.

④ 10회씩 3세트 반복한다.

2) 허리만 굽고 어깨는 내회전된 패턴

벽 짚고 가슴 펴기 → 손목 잡고 상체 옆으로 기울이기 → 양손 깍지 끼고 앞으로 뻗기 → 양팔 들어올렸다 내리기 → 앉은 자세에서 상체 기울였다 펴기 → 엎드려서 양팔 들어올렸다 내리기

✕ 벽 짚고 가슴 펴기 ✕

1
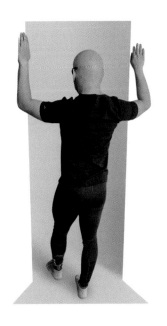

2
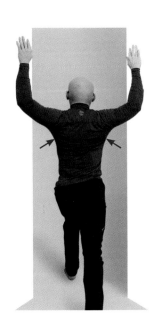

① 양팔을 135도 정도 벌리고 벽에 팔꿈치와 손목을 붙인다.

② 내쉬는 호흡과 함께 상체를 앞으로 내민다.

③ 15초간 자세를 유지했다가 처음의 상태로 돌아온다. 4회 반복한다.

④ 팔을 벌리는 각도를 90도, 45도로 바꿔 ②~③의 과정을 시행한다.

✕ 손목 잡고 상체 옆으로 기울이기 ✕

1

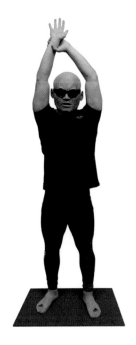

2

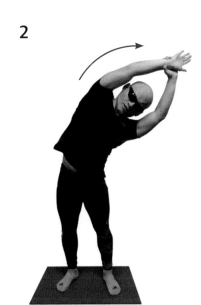

① 정면을 향해 바로 서서 오른쪽 팔을 머리 위로 끝까지 들어올린 다음 손등이 뒤를 향하게 한다. 왼쪽 손은 오른쪽 손목을 잡는다.

② 오른쪽 팔을 기지개 켜듯이 뻗으면서 왼쪽으로 몸통을 기울인다.

③ 15초간 자세를 유지했다가 몸을 바로 세운다.

④ 4회 반복하고, 반대 방향으로도 실행한다.

✖ 양손 깍지 끼고 앞으로 뻗기 ✖

1

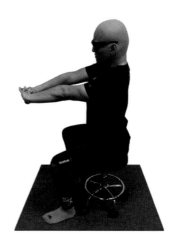

2

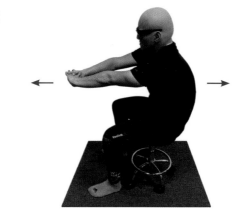

① 허리를 펴고 앉아서 양손을 깍지 끼고 앞으로 뻗어 명치 앞쪽에 손이 오게 한다.

② 깍지 낀 손을 앞으로 쭉 밀어내고 명치 뒤쪽의 등뼈는 뒤로 밀어낸다.

③ 15초간 자세를 유지했다가 바로 앉는다. 4회 반복한다.

내 몸과의 전쟁

✕ 양팔 들어올렸다 내리기 ✕

1

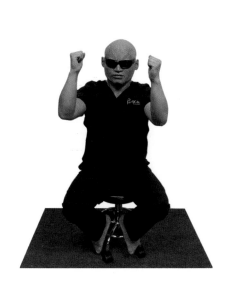

2

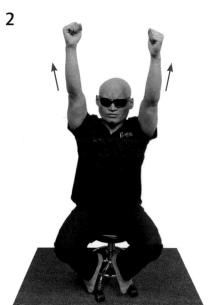

① 바로 선 자세나 앉은 자세에서 양쪽 팔꿈치와 어깨를 90도씩 굽힌다. 이때 양쪽 전완

부가 어깨 앞에 있어야하며 서로 평행하게 위치해야 한다.

② 양쪽 팔꿈치를 펴면서 팔을 머리 위로 곧게 폈다가 돌아온다.

③ 10회씩 3세트 반복한다.

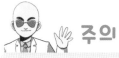 주의

양쪽 손목이 안으로 향하지 않도록 양쪽 전완부를 수평으로 유지한다.

✕ 앉은 자세에서 상체 기울였다 펴기 ✕

1

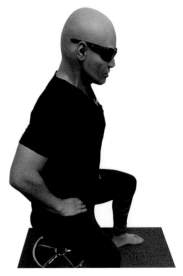

2

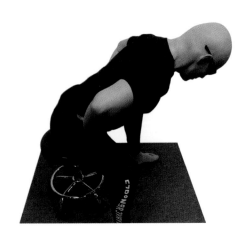

① 의자에 앉아 꼬리뼈를 치켜세워 허리를 펴고 양손은 고관절을 잡는다.

② 가슴을 적당히 펴고 날개뼈를 등 뒤의 아래쪽 방향으로 살짝 끌어당긴다. 턱은 살짝 당겨 정면을 응시한다.

③ 고관절을 이용해 상체를 앞으로 기울였다가 돌아온다. 이때 허리와 등의 움직임은 없어야 한다. 10회씩 3세트 반복한다.

       내 몸과의 전쟁

✕ 엎드려서 양팔 들어올렸다 내리기 ✕

1

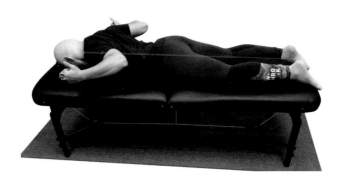

2

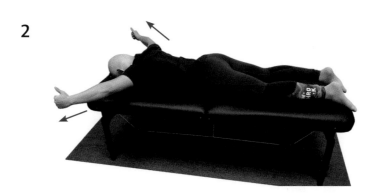

① 이마에 수건을 받치고 엎드려 누운 후 양팔을 90도로 벌리고 팔꿈치는 90도로 굽힌다. 엄지손가락은 천장 방향으로 향하게 한다.

② 팔을 지면과 평행이 되게 하고, 어깨뼈를 척추 방향으로 끌어당기듯이 팔을 들어 올린다.

③ 오른손은 1시, 왼손은 11시 방향으로 천천히 팔을 뻗었다가 돌아온다.

④ 10회씩 3세트 반복한다.

3) 허리와 등이 굽고 어깨 회전은 정상인 패턴

벽 짚고 가슴 펴기 → 엎드려서 한쪽 팔 올렸다 내리기 → 앉은 자세에서 상체 기울였다 펴기

✕ 벽 짚고 가슴 펴기 ✕

1
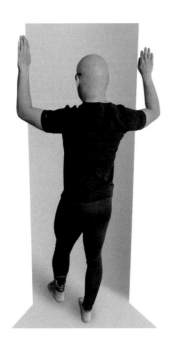

2
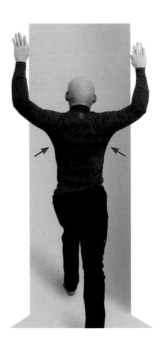

① 양팔을 135도 정도 벌리고 벽에 팔꿈치와 손목을 붙인다.

② 내쉬는 호흡과 함께 상체를 앞으로 내민다.

③ 15초간 자세를 유지했다가 처음의 상태로 돌아온다. 4회 반복한다.

④ 팔을 벌리는 각도를 90도, 45도로 바꿔 ②~③의 과정을 시행한다.

내 몸과의 전쟁

✕ 엎드려서 한쪽 팔 올렸다 내리기 ✕

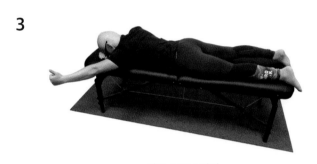

1

2

중부 승모근 강화

3

하부 승모근 강화

① 한손으로 이마를 받치고 엎드린 자세를 취한다.

② 다른 쪽 팔은 90도로 펴고 엄지손가락이 천장 방향으로 향하게 돌린다. 팔을 천

장 방향으로 들어올린다. 10회씩 3세트 반복한다.

③ ②의 과정에서 팔을 135도로 벌리면 하부 승모근 강화 운동이 된다.

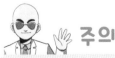 주의

팔을 천장 쪽으로 들어올릴 때는 날개뼈를 척추 방향으로 끌어당겨야 하며 어깨 관절만 움직
이지 않도록 한다.

앉은 자세에서 상체 기울였다 펴기 ✕

1

2

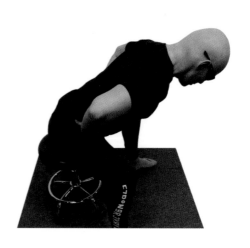

① 의자에 앉아 꼬리뼈를 치켜세워 허리를 펴고 양손은 고관절을 잡는다.

② 가슴을 적당히 펴고 날개뼈를 등 뒤의 아래쪽 방향으로 살짝 끌어당긴다. 턱은 살짝 당겨 정면을 응시한다.

③ 고관절을 이용해 상체를 앞으로 기울였다가 돌아온다. 이때 허리와 등의 움직임은 없어야 한다. 10회씩 3세트 반복한다.

4) 허리만 굽고 어깨 회전은 정상인 패턴

벽 짚고 가슴 펴기 → 무릎 세우고 누운 자세에서 골반 들어올렸다 내리기 → 양손 깍지 끼고 앞으로 뻗기 → 앉은 자세에서 상체 기울였다 펴기

✕ 벽 짚고 가슴 펴기 ✕

1

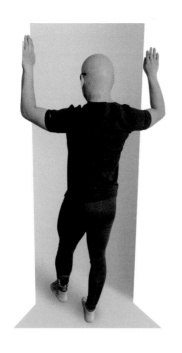

2

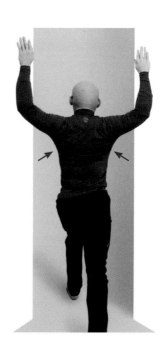

① 양팔을 135도 정도 벌리고 벽에 팔꿈치와 손목을 붙인다.

② 내쉬는 호흡과 함께 상체를 앞으로 내민다.

③ 15초간 자세를 유지했다가 처음의 상태로 돌아온다. 4회 반복한다.

④ 팔을 벌리는 각도를 90도, 45도로 바꿔 ②~③의 과정을 시행한다.

✕ 무릎 세우고 누운 자세에서 골반 들어올렸다 내리기 ✕

1

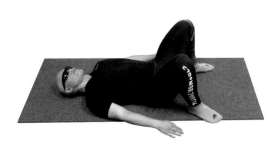

2

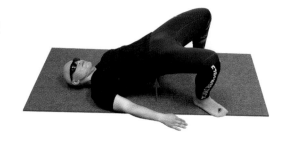

① 누운 자세에서 양 무릎을 세우고 간격은 골반 너비로 벌린다.

② 복부에 힘을 주며 골반을 위로 들어올려 무릎, 골반, 몸통이 일직선이 되게 한다.

③ 엉덩이 근육이 주로 수축되도록 하되 허리를 과도하게 펴지 않도록 주의한다.

④ 6초간 자세를 유지한 후 내려온다. 10회씩 3세트 반복한다.

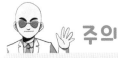

②에서 가능한 무릎이 직각이 되게 한다. 만약 무릎의 각도가 커져 햄스트링이 크게 작동하면 역효과가 일어날 수 있으므로 주의한다.

내 몸과의 전쟁

✕ 양손 깍지 끼고 앞으로 뻗기 ✕

1

2

① 허리를 펴고 앉아서 양손을 깍지 끼고 앞으로 뻗어 명치 앞쪽에 손이 오게 한다.

② 깍지 낀 손을 앞으로 쭉 밀어내고 명치 뒤쪽의 등뼈는 뒤로 밀어낸다.

③ 15초간 자세를 유지했다가 바로 앉는다. 4회 반복한다.

✕ 앉은 자세에서 상체 기울였다가 펴기 ✕

1

2

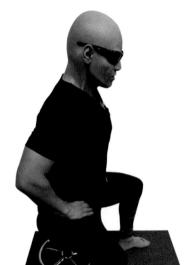
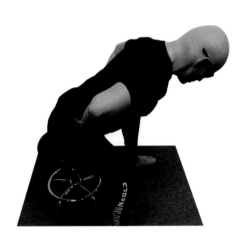

① 의자에 앉아 꼬리뼈를 치켜세워 허리를 펴고 양손은 고관절을 잡는다.

② 가슴을 적당히 펴고 날개뼈를 등 뒤의 아래쪽 방향으로 살짝 끌어당긴다. 턱은

살짝 당겨 정면을 응시한다.

③ 고관절을 이용해 상체를 앞으로 기울였다가 돌아온다. 이때 허리와 등의 움직임

은 없어야 한다. 10회씩 3세트 반복한다.

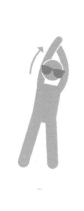

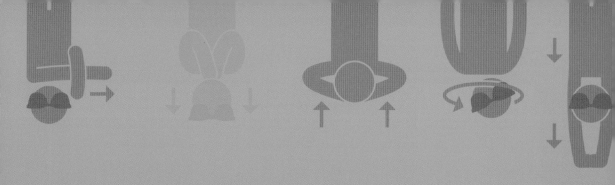

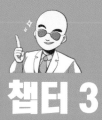

챕터 3

거북목과의 전쟁

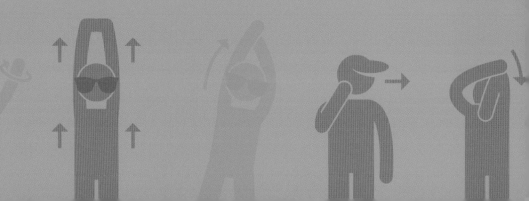

툭 튀어나온 목

거북목은 마치 거북이 목처럼 목이 튀어나와 있는 듯한 체형을 말하며, 주로 안 좋은 생활습관에 의해 발생하게 된다.

거북목의 정도에 따른 목뼈 스트레스

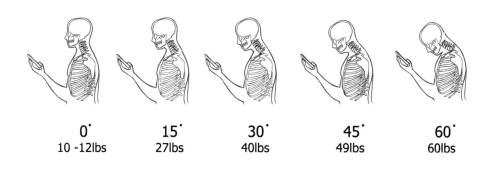

0˚	15˚	30˚	45˚	60˚
10 -12lbs	27lbs	40lbs	49lbs	60lbs

거북목 체형은 겉보기에도 좋지 않지만 신체 건강에 있어서 실제로는 훨씬 큰 악영향을 끼친다. 그 악영향이 이 책에서 다 다룰 수 없을 정도로 매우 많다. 다만, 이러한 악영향은 크게 두 가지로 분류할 수 있다.

① 목 주변 조직에 커다란 스트레스를 가해 목디스크 같은 근골격계 질환을 유발하는 것(최대 약 20kg).

② 근육 불균형에 의해 다른 체형적 문제 혹은 신체 기능적 문제 등을 유발하는 것(턱 관절 장애, 굽은 등 체형, 스웨이백 체형 등).

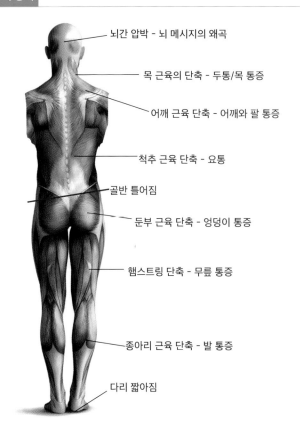

뇌간 압박 - 뇌 메시지의 왜곡

목 근육의 단축 - 두통/목 통증

어깨 근육 단축 - 어깨와 팔 통증

척추 근육 단축 - 요통

골반 틀어짐

둔부 근육 단축 - 엉덩이 통증

햄스트링 단축 - 무릎 통증

종아리 근육 단축 - 발 통증

다리 짧아짐

거북목에 의한 근육의 불균형은 짧아지는 근육과 늘어나는 근육으로 분류할 수 있다. 이때 명심해야 할 사실은, 근육은 짧아지든 늘어나든 둘 다 '비정상'이라는 것이며, 근육이 길어졌다고 해서 그 근육이 약해졌다는 것을 의미하는 것은 아니라는 것이다. (일반적으로 길어지는 근육이 더 강한 스트레스를 받게 되어서 해당 근육에 통증이 나타나게 된다).

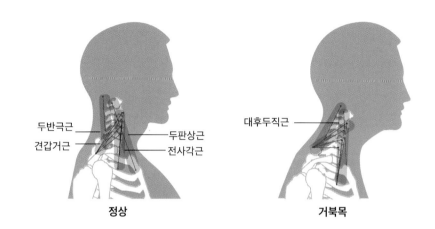

거북목이 있을 때 짧아지는 근육들	거북목이 있을 때 늘어나는 근육들
흉쇄유돌근, 후두하근, 사각근, 상부승모근, 두반극근	견갑거근, 경장근, 전두직근

02

거북목의
원인 파악하기

거북목의 원인은 굉장히 다양하며, 원인에 따라서 치료 방법이 전혀 달라지기 때문에
올바른 교정을 위해서는 우선 원인을 명확하게 이해해야 할 필요가 있다.

× × ×

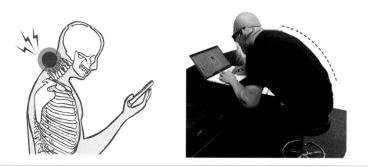

거북목은 특히 나쁜 생활습관에 의해서 생기기 쉽다. 대표적으로는 스마트폰을 볼 때 고개를 속이는 자세, 컴퓨터를 할 때 고개를 앞으로 내민 자세가 이에 해당한다.

목, 척추, 골반의 상호 보완 패턴

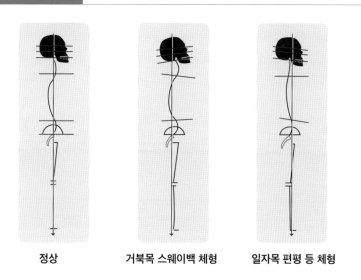

| 정상 | 거북목 스웨이백 체형 | 일자목 편평 등 체형 |

이외에도 굽은 등이 있거나 스웨이백 체형이 있을 때 동반되기 쉬우며 오히려 거북목만 단독적으로 나타나는 경우는 드물고 대부분 다른 체형과 동반되어 나타난다. 이는 목이 앞으로 튀어나오면 신체가 무게 중심을 잡기 위해서 등이 둥글게 말리게 되고, 이에 따라 골반이 전방경사가 되는 등 여러 가지 형태로 보상 패턴이 나타나기 때문이다.

심지어 거북목은 발의 변형에도 밀접한 연관이 있으며 대표적으로 기능성 무지 제한증Functional Hallux Limitus, 이하 FHL에 의한 보상 패턴으로 나타나기도 한다. FHL은 보행 시 발생하는 엄지발가락의 신전 제한으로, 보행 중 추진기에서 엄지발가락이 신전되지 않는 증상을 의미한다.

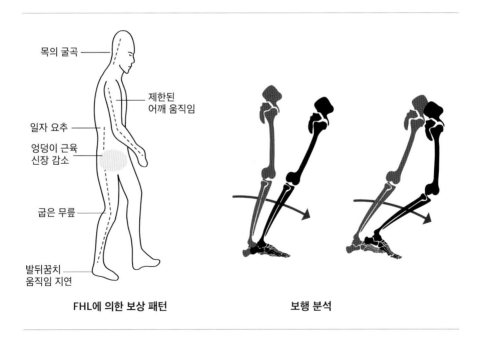

FHL에 의한 보상 패턴 **보행 분석**

엄지발가락의 신전이 제한되면 고관절의 신전 제한이 연달아 발생하고 뒤꿈치를 들어올리기 힘들어져 고관절을 더욱 빨리 들어올리게 되는데, 이는 머리와 상체를 앞으로 이동시키는 보상 패턴으로 나타나게 된다. 즉, FHL이 있는 경우는 걸을 때마다 거북목이 유발되므로 아무리 거북목 교정 운동을 해도 완전한 교정이 되지 않음을 의미한다.

04

내 몸 확인하기

거북목 진단 및 평가

진단이 명확하지 못하면 치료 효과가 매우 떨어질 가능성이 높기 때문에 사진 촬영을 통해 목의 형태를 확인하되 그것만으로 판단하지 않고, 엑스레이 검사와 FHL 검사를 진행하여 교차 검증을 함으로써 결과의 신뢰성을 높인다. 사진 촬영 시에 거북목이라는 결과가 나왔다면 엑스레이 촬영을 하고 (엑스레이 검사는 자가진단에서 나온 결과를 보다 확실하게 확인시켜준다) FHL의 유무를 확인한다.

→ FHL이 있다면 거북목 교정에 FHL 교정과 병행해서 진행해야 한다.

→ FHL이 없다면 일반적인 거북목 교정 운동만을 진행한다.

1) 옆모습 사진 촬영

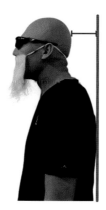

· **검사 목적**

등을 벽에 붙이고 선 상태의 옆모습을 촬영해 목이 튀어나온 정도를 확인하여

거북목인지 판단한다.

· **검사 방법**

발을 30cm 정도 앞으로 디딘 다음 벽에 몸을 기댄다. 이때 허리와 어깨가 완

전히 벽에 붙어 있어야 한다.

· **평가**

서 있을 때 목이 자연스럽게 벽에 닿는다면 정상이며, 반대로 목이 앞으로 튀

어나와 있다면 거북목을 의미한다.

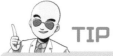

억지로 힘을 줘서 머리를 벽에 붙여서는 안 되며 허리와 어깨가 반드시 벽에 붙어 있어야 한
다. 만약 허리가 뜬 상태라면 거북목이 있더라도 머리가 벽에 붙을 수 있다.

2) 엑스레이 검사

경추 만곡 평가

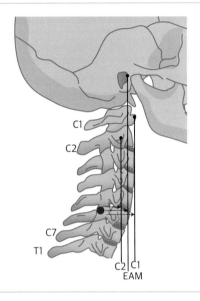

· 검사 목적

엑스레이 촬영 후 SVA^{Sagittal vertical axis}를 통한 경추 만곡 평가를 한다.

경추 2번의 중심에서 시작된 시상축^{Sagittal axis}이 제7 경추의 후상방 꼭짓점에서

부터 얼마나 벗어나 있는지 그 거리를 평가한다.

· 검사 방법

정상 경추 전만 시는 제2 경추~제7 경추(C2~C7) 사이 SVA 거리는 1.5cm 이내

이나, 부정렬이 있을 시 4cm 이상의 거리를 가진다.

3) FHL 검사

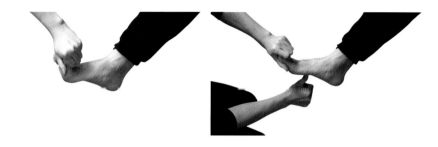

· **검사 목적**

엄지발가락의 신전 제한이 어느 정도인지 확인한다.

· **검사 방법**

① 발에 힘을 완전히 뺀 상태에서 엄지발가락을 위쪽으로 당긴다. (이때 엄지발

가락이 위로 당겨지지 않는다면 기능성 무지 제한증이 아닌 구조적인 문제일 수 있다.)

② 첫 번째 중족골두(발목뼈와 발가락뼈 사이에 있는 다섯 쌍의 발뼈)를 아래쪽에서

압박한 상태에서 엄지발가락을 위쪽으로 들어올린다.

· **평가**

①과 ②의 검사를 진행하여 엄지발가락이 충분히 올라가지 않는다면 FHL을

의미한다. 정상의 경우 55도까지 신전된다

05

목을 쑥 들어가게 만드는 무기

거북목 교정 빡빡이 루틴

거북목 교정은 하부 경추는 펴주고, 상부 경추는 굴곡시키는 것이 핵심이지만, FHL 유무에 따라서 다르게 적용해야 하며, 긴장된 근육과 관절 이완, 약화된 근육의 활성화, 정상 움직임 회복의 총 세 가지 과정을 통해 교정을 진행할 수 있다.

1) FHL이 동반된 거북목 교정

뒤꿈치 들어올려 장비골근 강화하기 → 목 근육 늘이기 → 뒷머리로 깍짓손 밀어내기 →
엎드려서 턱 당기기

✕ 뒤꿈치 들어올려 장비골근 강화하기 ✕

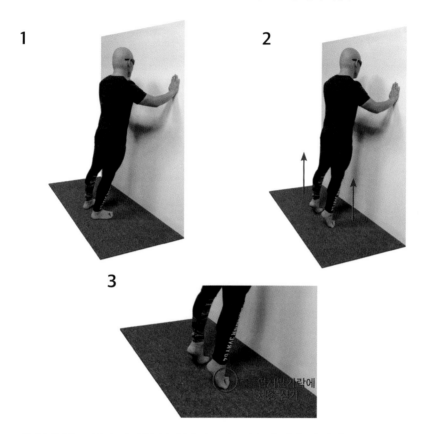

① 벽을 짚고 서서 다리를 어깨 넓이보다 조금 더 넓게 벌린다.

② 뒤꿈치를 들어올렸다 내린다. 이때 엄지발가락으로 체중이 실리도록 들어올려
서 종아리와 바깥쪽 복사뼈 주변 힘줄에 힘이 들어오는 느낌이 들도록 힘을 준다.

③ 10회씩 3세트 반복한다.

✕ 목 근육 늘이기 ✕

1

2

3

① 의자에 앉아 왼손 검지 부분을 오른쪽 쇄골의 안쪽 1/3 지점 위쪽 면에 얹어 흉
쇄유돌근 시작점을 고정한다.

② 턱을 끌어당긴 채로 머리를 왼쪽으로 기울인 다음 고개를 오른쪽으로 돌려 시선
이 우측 45도 방향을 바라보게 한다.

③ 15초씩 4회 반복한다.

✕ 뒷머리로 깍짓손 밀어내기 ✕

1

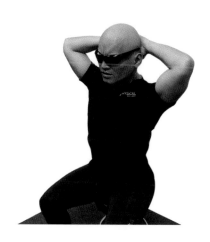

2

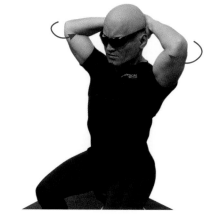

① 양손으로 깍지를 끼고 뒷머리에 손바닥을 댄다.

② 턱을 약간 들어올리듯이 뒤통수로 손바닥을 밀어낸다. 이때 가볍게 힘을 주어 뒤통수 아래 부위의 근육이 수축하는 느낌이 들게 한다.

③ 8초간 자세를 유지한 후 힘을 완전히 빼고 5초 휴식한다. 3회 실행한다.

✕ 엎드려서 턱 당기기 ✕

1

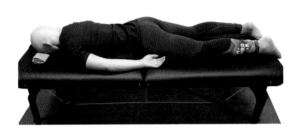

2

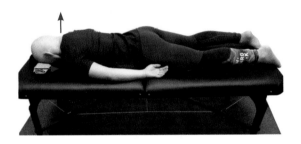

① 이마에 수건을 받치고 엎드린다.

② 턱을 목젖 방향으로 끌어당겨 목 중간 부위(경추 4번 극돌기)가 천장 방향으로

약간(대략 2mm 정도) 올라가게 한다.

③ 6초간 자세를 유지하고 돌아온다. 10회씩 3세트 반복한다.

내 몸과의 전쟁

2) 일반 거북목 교정

목 근육 늘이기 → 뒷머리로 깍짓손 밀어내기 → 머리 잡아 옆으로 돌리기 →
엎드려서 턱 당기기

✕ 목 근육 늘이기 ✕

1 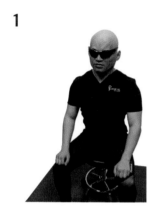   **2** 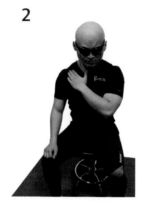   **3**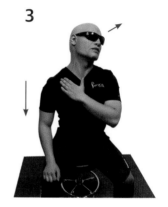

① 의자에 앉아 왼손 검지 부분을 오른쪽 쇄골의 안쪽 1/3 지점 위쪽 면에 얹어 흉
쇄유돌근 시작점을 고정한다.

② 턱을 끌어당긴 채로 머리를 왼쪽으로 기울인 다음 고개를 오른쪽으로 돌려 시선
이 우측 45도 방향을 바라보게 한다.

③ 15초씩 4회 반복한다.

✕ 뒷머리로 깍짓손 밀어내기 ✕

1

2

① 양손으로 깍지를 끼고 뒷머리에 손바닥을 댄다.

② 턱을 약간 들어올리듯이 뒤통수로 손바닥을 밀어낸다. 이때 가볍게 힘을 주어 뒤통수 아래 부위의 근육이 수축하는 느낌이 들게 한다.

③ 8초간 자세를 유지한 후 힘을 완전히 빼고 5초 휴식한다. 3회 반복한다.

내 몸과의 전쟁

✖ 머리 잡아 옆으로 돌리기 ✖

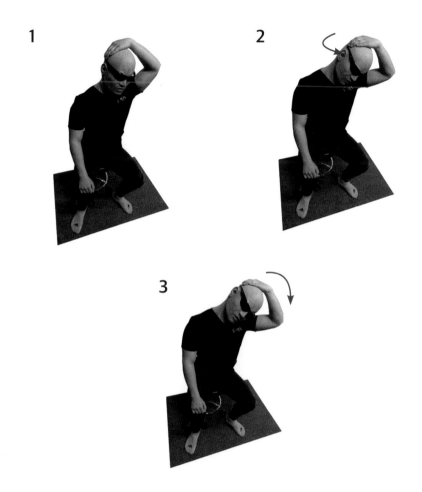

① 앉거나 선 자세에서 턱을 당겨 머리를 왼쪽으로 기울이고 왼손으로 머리를 잡는다.

② 고개를 오른쪽으로 살짝 돌려 시선을 우측 위로 향하게 하고, 오른쪽 어깨를 아래로 내려 상부승모근이 당겨지게 한다.

③ 15초간 자세를 유지하고 처음 자세로 돌아온다. 4회 실행한다.

✕ 엎드려서 턱 당기기 ✕

1

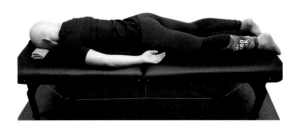

2

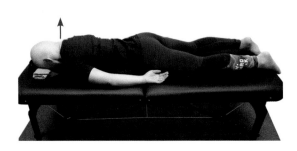

① 이마에 수건을 받치고 엎드린다.

② 턱을 목젖 방향으로 끌어당겨 목 중간 부위(경추 4번 극돌기)가 천장 방향으로

약간(대략 2mm 정도) 올라가게 한다.

③ 6초간 자세를 유지하고 돌아온다. 10회씩 3세트 반복한다.

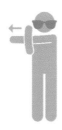

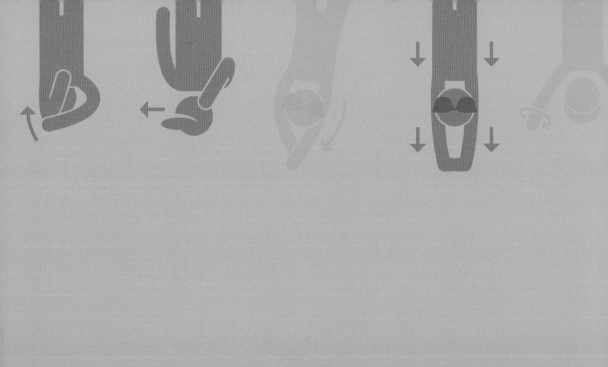
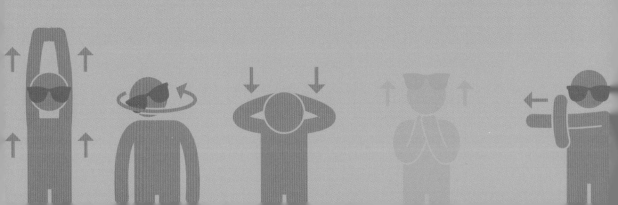

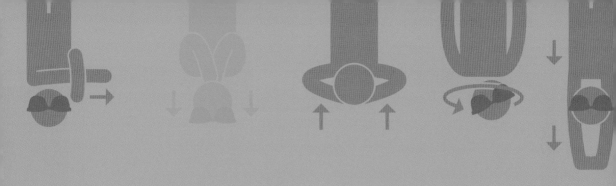

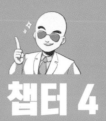

챕터 4

일자목과의 전쟁

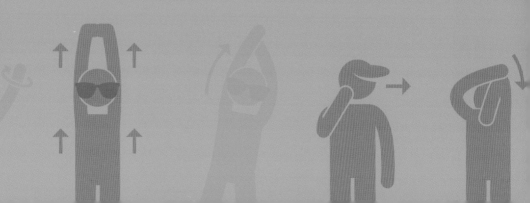

굴곡이 사라진 목

일자목은 말 그대로 목뼈가 일자 형태로 변형된 체형을 의미한다. 정상적인 목에는 굴곡이 있어서 목에 가해지는 스트레스를 효과적으로 줄여줄 수 있지만, 일자목은 커브가 전혀 존재하지 않아서 목에 가해지는 스트레스를 그대로 받기 때문에 일자목이 있는 사람들은 정상적인 사람보다 훨씬 빠르게 목디스크가 나타나게 되고, 항상 목이 뻐근한 증상이 나타나게 된다.

× × ×

T1 각도에 따른 체형의 변화

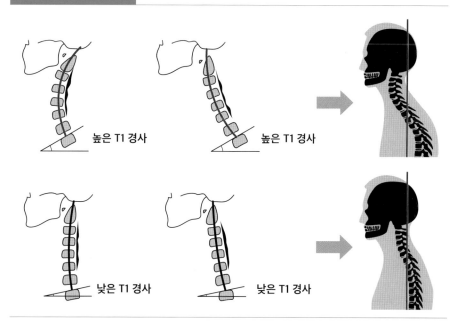

높은 T1 경사 / 높은 T1 경사

낮은 T1 경사 / 낮은 T1 경사

일자목은 거북목과 혼동하기 쉬운 체형이다. 그러나 일자목과 거북목은 완전히 다른 체형이며 치료 방법 또한 전혀 다르다. 거북목과 일자목의 가장 큰 차이점은 T1의 각도인데, T1의 각도가 크면 등이 둥글게 말린 체형이 나타나고, T1의 각도가 작으면 등이 일자로 펴진 체형이 나타난다. 그래서 T1의 각도가 큰 거북목 체형에 도움이 되는 운동들은 T1의 각도가 작은 일자목 체형에 안 좋은 경우가 많다. 그러므로 절대로 일자목과 거북목을 혼동해서는 안 된다.

02

일자목의
원인 파악하기

일자목의 원인은 굉장히 다양하며 원인에 따라서 치료 방법도 전혀 달라지기 때문에
올바른 교정을 위해서는 이 원인을 명확하게 이해해야 할 필요가 있다.

× × ×

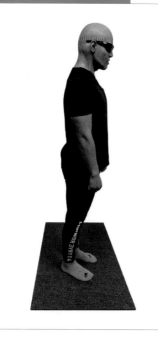

일자목은 특히 장시간 서 있는 생활습관을 가신 군인들에서 나타나기 쉽다. 이는 차렷 자세를 할 때, 턱을 당긴 상태로 허리를 편평하게 세우기 때문이다. 심지어 장시간 이 자세를 유지하기 때문에 매우 치명적이다. (그래서 외국에서는 일자목을 군인목이라고 부르기도 한다.)

이외에도 선천적으로 마른 체형에서도 나타나기 쉽다. 근육이 적고 마른 체형의 경우, 척추의 커브 자체가 상당히 약하기 때문에 일자목이나 편평 등에 노출될 가능성이 굉장히 높다.

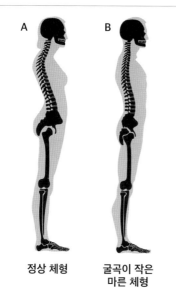

A   B

정상 체형   굴곡이 작은
마른 체형

03

내 몸 확인하기

일자목 진단 및 평가

정확한 진단은 교정에 있어서 첫 단추와 다름없다. 진단이 명확하지 못하면 치료 효과가 매우 떨어질 가능성이 높기 때문에 가급적이면 여러 가지 방법으로 교차 검증을 하는 게 좋다. 여기서 말하는 교차 검증은 사진을 찍었을 때 일자목이라는 결과가 나와도 그것만으로 확신하지 않고, 이학적 검사, 병력 등의 결과를 비교해서 결과의 신뢰성을 높이라는 뜻이다.

1) 옆모습 사진 촬영

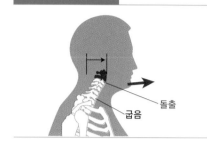
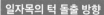
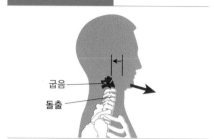

· **검사 목적**

바르게 선 상태의 옆모습을 촬영해 턱의 돌출 방향과 등의 형태를 확인하여 일자목인지 판단한다.

· **검사 방법**

① 턱 확인하기

일자목이 있는 사람들은 턱이 아래로 돌출되어 있는 경향이 있다. 거북목이 있는 사람들은 턱이 살짝 위로 들려 있는 경향이 있다. 옆모습을 촬영했을 때 턱이 일자목의 턱 돌출 방향과 아래쪽을 향하고 있으면 일자목일 가능성이 높다.

② 편평 등 확인하기

일자목이 있는 사람들은 편평 등 체형이 동반되는 경우가 많다. 그러므로 옆모습을 촬영했을 때 편평 등이 나타나고 턱의 방향도 살짝 아래쪽을 향하고 있다면 일자목일 가능성이 높다.

04

굴곡 있는 목을 만드는 무기

일자목 교정 빡빡이 루틴

일자목 체형은 편평 등 체형과 동반되는 경우가 많다. 일자목 교정은 약해진 척추 굴곡을 회복시키고 근육 불균형을 개선시키는 방향으로 진행하는데, 긴장된 근육과 관절 이완, 약화된 근육의 활성화, 정상 움직임 회복 과정을 통해 교정을 할 수 있다.

1) 긴장된 근육과 관절 이완

양손 깍지 끼고 앞으로 뻗기 → 머리 뒤로 넘겼다 돌아오기

╳ 양손 깍지 끼고 앞으로 뻗기 ╳

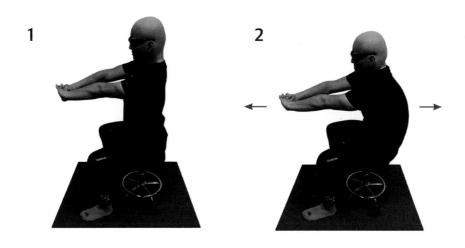

① 허리를 펴고 앉아서 양손을 깍지 끼고 앞으로 뻗어 명치 앞쪽에 손이 오게 한다.

② 깍지 낀 손을 앞으로 쭉 밀어내고 명치 뒤쪽의 등뼈는 뒤로 밀어낸다.

③ 15초간 자세를 유지했다가 바로 앉는다. 4회 반복한다.

✖ 머리 뒤로 넘겼다 돌아오기 ✖

1

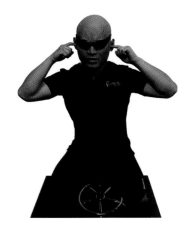

2

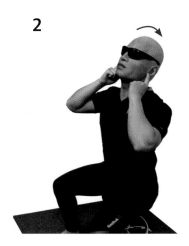

① 의자에 바로 앉아 양쪽 귓구멍에 검지를 넣는다.

② 귓구멍의 위치를 고정한 상태로 머리를 천천히 뒤로 넘긴다.

③ 뒷목 근육이 당기는 부분에 도달하면 5초간 자세를 유지한 후 처음의 자세로 돌

아온다. 6회 실행한다.

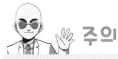

머리를 뒤로 넘길 때 지나치게 뒤로 넘기지 않도록 해야 하며, 귓구멍이 뒤로 이동되지 않도
록 한다. 과도한 스트레칭은 경추의 불안정성과 신경근의 압박을 일으킬 수 있다.

내 몸과의 전쟁

2) 약화된 근육의 활성화

네발기기 자세에서 등 둥글게 말기 → 양손으로 뒷머리 잡고 상체 들어올리기 → 의자에 앉아 다리 올렸다 내리기

✖ 네발기기 자세에서 등 둥글게 말기 ✖

1

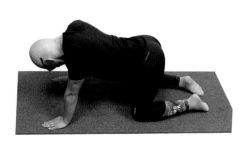

2

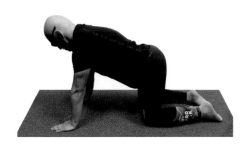

① 네발기기 자세에서 허리를 살짝 바닥 쪽으로 눌러 펴고 배꼽에 힘을 준다.

② 손으로 바닥을 밀어내면서 등을 둥글게 말아 천장 방향으로 밀어 올린다.

③ 등과 허리 정렬을 유지하고 어깨에 힘이 들어가지 않도록 주의하며 목 뒤의 근육을 이용해 목을 편다.

④ 뒤로 편 머리를 다시 원위치로 되돌린다.

⑤ ①~④의 과정을 20회씩 2세트 실행한다.

✕ 양손으로 뒷머리 잡고 상체 들어올리기 ✕

1

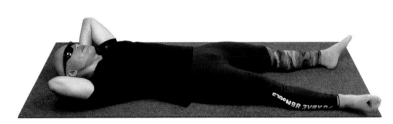

2

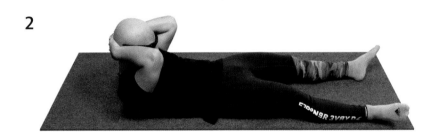

① 바닥에 등을 대고 누운 후 양손을 깍지 끼고 뒷머리를 받친다.

② 등을 둥글게 말아준다는 느낌으로 상체를 들어올린다. 이때 날개뼈가 바닥에 닿지 않을 때 까지 상체를 들어올린다. 허리가 올라가지 않도록 주의한다.

③ 3초간 자세를 유지 후 바닥으로 내려온다. 10회씩 3세트 실행한다.

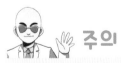 주의

②의 단계에서 목을 지나치게 굽히지 않도록 하고 양손으로 머리 무게를 받쳐주어 목에 가해지는 부담을 감소시키도록 한다.

내 몸과의 전쟁

✕ 의자에 앉아 다리 올렸다 내리기 ✕

1

2

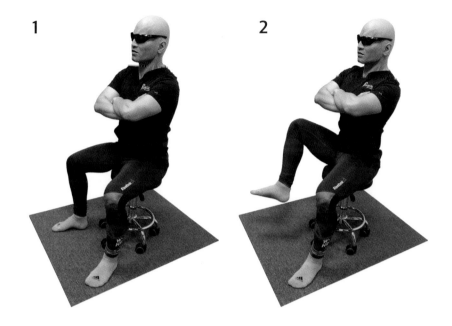

① 의자에 앉아 꼬리뼈를 치켜세워 허리를 펴고 팔짱을 낀다.

② 명치를 배꼽 방향으로 내려주는 느낌으로 등을 둥글게 살짝 말아준다. 턱은 당기

고 고개를 들어 정면을 응시한다.

③ 한쪽 고관절을 굽혀 다리를 10cm 정도 들어올린다. .

④ 10회씩 3세트 반복하고 반대쪽도 똑같이 실행한다.

3) 정상 움직임 회복

앉은 자세에서 상체 기울였다 펴기 → 네발기기 자세에서 엉덩이 뒤로 빼기

✕ 앉은 자세에서 상체 기울였다 펴기 ✕

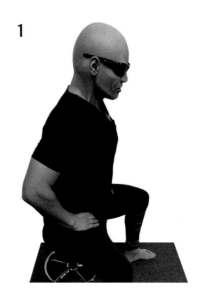

1

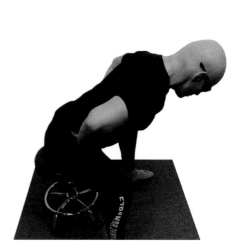

2

① 의자에 앉아 꼬리뼈를 치켜세워 허리를 펴고 양손은 고관절을 잡는다.

② 가슴을 적당히 펴고 날개뼈를 등 뒤의 아래쪽 방향으로 살짝 끌어당긴다. 턱은 살짝 당겨 정면을 응시한다.

③ 고관절을 이용해 상체를 앞으로 기울였다가 돌아온다. 이때 허리와 등의 움직임은 없어야 한다. 10회씩 3세트 반복한다.

내 몸과의 전쟁

✕ 네발기기 자세에서 엉덩이 뒤로 빼기 ✕

1

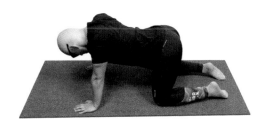

2

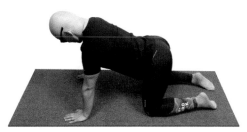

3

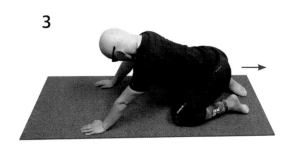

① 네발기기 자세에서 꼬리뼈를 치켜세워 허리를 편다.

② 팔로 바닥을 밀고 등을 천장 방향으로 밀어올리는 느낌으로 등을 둥글게 말아준

다. 턱은 안쪽으로 당겨서 머리가 바닥 쪽으로 떨어지지 않게 한다.

③ 골반을 뒤로 이동시켰다가 돌아온다. 10회씩 3세트 실행한다.

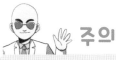 주의

③을 실행할 때 등이 펴지거나 허리가 굽혀지기 쉽다. 허리와 등 머리의 정렬을 완전히 유지
하면서 골반의 위치만 이동할 수 있도록 주의한다.

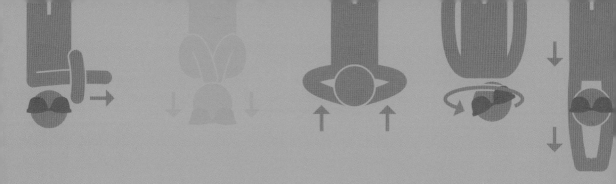

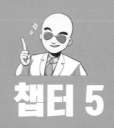

챕터 5

허리와의 전쟁

골반 전·후방 경사

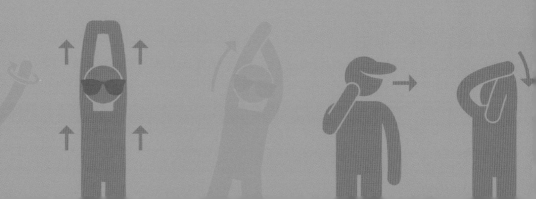

골반전방경사

오리처럼 튀어나온 엉덩이

골반전방경사는 골반이 앞으로 회전했다는 뜻을 가진 전문용어로, 골반이 앞으로 회전되면 엉덩이가 튀어나오고 허리가 꺾이며 배가 볼록하게 나온다. 이러한 형상이 오리와 같아서 흔히 오리 궁둥이 체형이라고 불리기도 한다.

×××

골반전방경사에 의한 보상성 체형

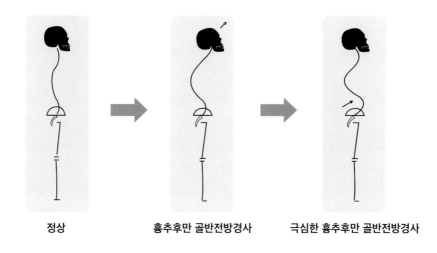

정상   흉추후만 골반전방경사   극심한 흉추후만 골반전방경사

　　골반전방경사 체형은 외관적으로 굉장히 안 좋을 뿐만 아니라 건강에도 치명적인데, 신체의 중심인 골반이 틀어지면서 목, 어깨, 무릎 등 모든 신체 분절에서 보상 패턴이 나타나게 되고, 각종 근육 불균형이 생기며 과도하게 꺾인 허리뼈 체형은 척추분리증이나 척추전방전위증Spondylolysis/Spondylolisthesis에 굉장히 취약해지게 된다.

　　골반전방경사에 의한 근육의 불균형은 짧아지는 근육과 늘어나는 근육 두 가지로 분류할 수 있다. 이때 명심해야 할 사실은 근육은 짧아지든 늘어나든 둘 다 비정상적이라는 것이며, 근육이 길어졌다고 해서 그 근육이 약해졌다는 것을 의미하지는 않는다는 것이다. 일반적으로 길어지는 근육이 더 강한 스트레스를 받게 되므로 해당 근육에 통증이 나타나게 된다.

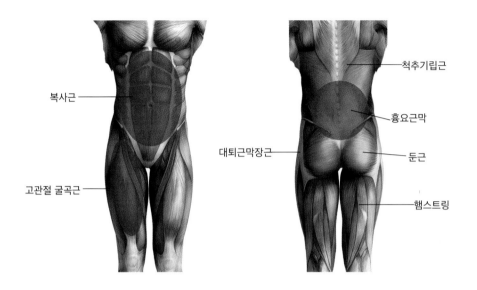

복사근

고관절 굴곡근

척추기립근

흉요근막

대퇴근막장근

둔근

햄스트링

골반전방경사가 있을 때 짧아지는 근육들	골반전방경사가 있을 때 늘어나는 근육들
고관절 굴곡근, 대퇴근막장근, 요추부 척추기립근, 흉요근막	둔근, 햄스트링, 복사근

02

골반후방경사

평평해진 엉덩이와 굽어진 등

골반후방경사는 골반전방경사와는 반대로 골반이 뒤로 회전했다는 뜻을 가진 전문용어로, 쉽게 말해 허리가 둥글게 말린 체형이라고 할 수 있다.

✕ ✕ ✕

체중을 분산시키는 척추의 모습

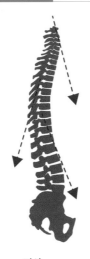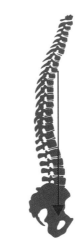

정상   골반후방경사에 의해 둥글게 말린 허리뼈

골반후방경사 체형은 신체의 중심인 골반이 틀어지면서 목, 어깨, 무릎 등 모든 신체 분절에서 보상패턴이 나타나게 되고, 각종 근육의 불균형이 생길 뿐만 아니라, 허리의 커브가 사라지면서 허리에 가해지는 스트레스를 크게 높이게 되어 퇴행성 질환(허리디스크, 협착증)에 굉장히 취약해지게 된다. I. A. 카판^{I. A. Kapandji}의 《관절생리학 3^{The physiology of the joints volume 3}》에 의하면 실제로 편평등은 S자 척추에 비해 최대 10배나 많은 스트레스를 받게 된다.

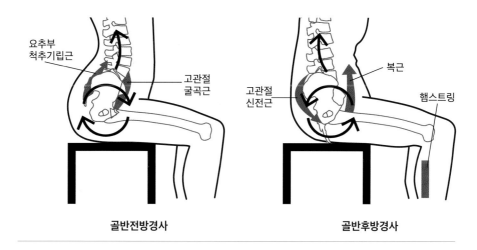

골반전방경사   골반후방경사

골반후방경사에 의한 근육의 불균형은 짧아지는 근육과 늘어나는 근육으로 분류할 수 있다. 이때 명심해야 할 사실은 근육은 짧아지든 늘어나든 둘 다 비정상적이라는 것이며, 근육이 길어졌다고 해서 그 근육이 약해졌다는 것을 의미하지는 않는다는 것이다. 일반적으로 길어지는 근육이 더 강한 스트레스를 받게 되므로 해당 근육에 통증이 나타나게 된다.

골반후방경사가 있을 때 짧아지는 근육들	골반후방경사가 있을 때 늘어나는 근육들
둔근, 햄스트링, 복근	고관절 굴곡근, 요추부 척추기립근

03

골반 전·후방 경사의 원인 파악하기

골반전방경사의 원인은 굉장히 다양하며 그에 따라 치료 방법도 전혀 달라지기 때문에 올바른 교정을 위해서는 원인을 명확하게 이해하는 게 중요하다.

골반경사를 유발하는 잘못된 자세

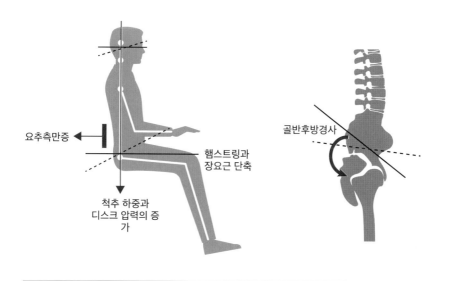

요추측만증

햄스트링과
장요근 단축

척추 하중과
디스크 압력의 증
가

골반후방경사

골반전방경사와 골반후방경사는 좌식생활 시의 잘못된 자세로 인해 생기는 경우가 많고, 특히 억지로 허리를 세우려고 하는 습관이 체형 변화를 유발하는 가장 큰 요인이 된다. 이외에도 장시간 앉아 있는 생활습관도 고관절 굴곡근과 햄스트링을 긴장하게 만들기 때문에 골반전방경사와 골반후방경사를 유발하는 강력한 요인이 된다.

04

내 몸 확인하기

골반 전·후방 경사 진단 및 평가

진단이 명확하지 못하면 치료 효과가 매우 떨어질 가능성이 높기 때문에 가급적이면 여러 가지 방법으로 교차 검증을 해야 한다. 골반전방경사의 진단 방법은 크게 사진 촬영을 통한 골반경사 확인(가장 부정확함), 촉진을 통한 치골결합 위치 확인, 엑스레이를 통해 알파각^{alpha angle}(전상장골극과 치골겹합을 연결한 선이 시상축과 이루는 각도)을 확인하는 3가지 방법으로 진행한다.

1) 골반 옆모습 사진 촬영

· 검사 목적

골반전방경사와 골반후방경사가 의심되는 경우, 골반 뼈의 위치를 비교해 자가진단을 한다.

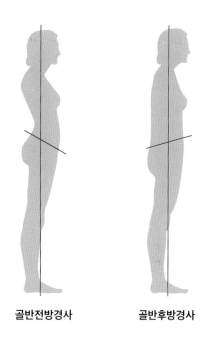

골반전방경사   골반후방경사

· 검사 방법

옆모습을 사진으로 촬영한 다음 골반의 제일 앞에서 튀어나온 뼈인 전상장골극^{ASIS}과 골반의 제일 뒤에 튀어나온 뼈인 후상장골극^{PSIP}의 위치를 비교한다. (복잡한 용어에 어렵게 생각하지 말고 가장 튀어나온 뼈를 찾으면 된다.)

· 평가

앞쪽에 튀어나온 뼈가 뒤쪽에 튀어나온 뼈보다 눈에 띄게 낮다면 골반전방경사일 가능성이 높다. 정상적인 경우는 앞쪽에 튀어나온 뼈가 뒤쪽에 튀어나온 뼈보다 약간 낮다. (여성의 경우 남성보다 앞쪽의 튀어나온 뼈가 좀 더 낮다.) 뒤쪽에 튀어나온 뼈가 앞쪽에 튀어나온 뼈보다 눈에 띄게 낮다면 골반후방경사일 가능성이 높다.

2) 치골결합 촉진 검사

플로렌스 피터슨 켄달Florence Peterson Kendall의 공저서인《근육평가를 통한 자세교정 및 통증치료Muscles: Testing and Testing and Function, with Posture and Pain》에 의하면 전상장골극과 후상장골극을 기준으로 골반의 체형을 진단하는 것은 골반 구조의 다양성 때문에 부정확할 가능성이 높다고 한다.

· 치골결합 촉진 방법

①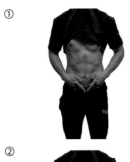

②

③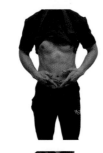

① 배꼽이 손바닥 중앙에 오도록 손을 대고 복부를 압박하면서 천천히 아래로 내려간다.

② 복부를 압박하면서 손을 내리다 보면 뼈가 만져지는데, 그 부위가 '치골'이고 정 가운데에 있는 연골이 '치골결합'이다

③ 촉진한 치골결합과 전상장골극의 위치를 확인하고 높이를 비교한다.

· 평가

전상장골극이 치골겹합보다 더 앞으로 튀어나와 있다면 골반전방경사이고, 전상장골극이 치골결합보다 뒤쪽에 위치해 있다면 골반후방경사임을 의미한다.

3) 엑스레이 검사

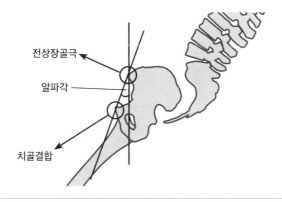

· **검사 목적**

알파각을 통한 골반전방경사 진단 방법

· **검사 방법**

전상장골극과 치골겹합을 연결한 선이 시상축(동물의 체제에서 등쪽과 배쪽을 연결하는 가상의 축)과 이루는 각도를 측정한다.

· **평가**

전상장골극이 치골결합보다 앞에 위치하고 5도 이상 전방으로 기울어져 있다면 골반전방경사를 의미한다. 전상장골극이 치골결합보다 뒤에 위치하고 5도 이상 후방으로 기울어져 있다면 골반후방경사를 의미한다.

05

틀어진 골반 바로잡는 무기 1

골반전방경사 교정 빡빡이 루틴

골반전방경사의 교정 방법은 긴장된 근육과 관절 이완, 약화된 근육의 활성화, 정상 움직임 회복의 3단계가 있으며 순서대로 진행하는 것이 좋다.

1) 긴장된 근육과 관절 이완

침대에 골반 걸치고 다리 끌어당기기 → 벽 짚고 발목 뒤로 당기기 → 엉덩이 뒤로 빼고 손 위로 뻗기 → 다리 벽에 붙이고 벌렸다 오므리기

✕ 침대에 골반 걸치고 다리 끌어낭기기 ✕

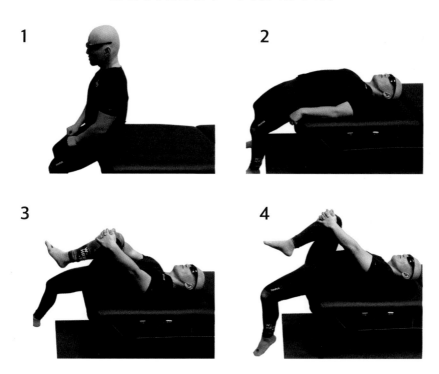

① 침대 끝에 골반만 걸쳐서 바로 눕는다.

② 한쪽 다리를 올려서 양손으로 무릎을 잡고 허리가 바닥에 붙을 때까지 가슴 쪽으로 끌어당긴다. 다른 한쪽 다리는 침대 아래로 힘을 빼고 내려놓는다.

③ 침대 아래로 내린 다리의 고관절 앞쪽에 스트레칭이 되는 감각을 느끼면서 15초씩 4회 반복한다. 반대쪽도 동일한 방법으로 실행한다.

✕ 벽 짚고 발목 뒤로 당기기 ✕

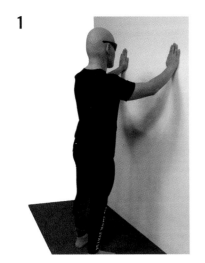

1

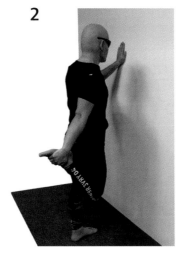

2

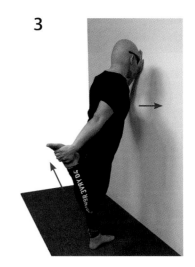

3

① 벽을 바라보고 서서 양손으로 벽을 짚는다.

② 한쪽 다리의 무릎을 뒤로 굽히고 같은 쪽 손으로 발목을 잡는다.

③ 발목을 잡은 손을 당겨 무릎을 더욱 굽히고 고관절은 약간 뒤로 편다.

④ 15초간 자세를 유지하고 돌아온다. 4회 반복한다. 반대쪽 동일한 방법으로 스트

레칭을 한다.

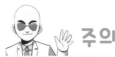 주의

③을 실행할 때 허리가 지나치게 펴지지 않도록 배에 힘을 주어 허리를 고정하고 아랫배를 끌어올리듯이(골반의 후방회전 유도) 복부에 힘을 주면 안정적으로 스트레칭을 할 수 있다.

내 몸과의 전쟁

✕ 엉덩이 뒤로 빼고 손 위로 뻗기 ✕

1

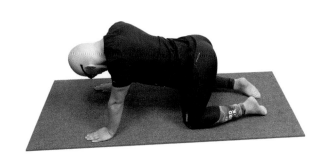

2

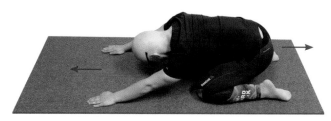

① 네발기기 자세를 취한다.

② 상체를 뒤로 보내 엉덩이를 뒤꿈치에 붙인다.

③ 척추 뒤쪽이 늘어나도록 엉덩이는 더욱 뒤꿈치 방향으로 빼고, 손은 기지개 펴듯

이 머리 위 방향으로 쭉 뻗는다.

④ 15초씩 4회 반복한다.

✕ 다리 벽에 붙이고 벌렸다 오므리기 ✕

1

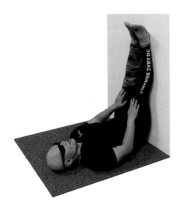

2

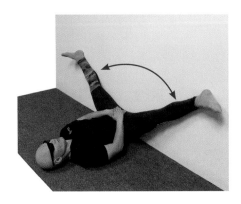

① 엉덩이를 벽에 대고 양쪽 다리를 펴 벽 위에 올린다.

② 천천히 양쪽 다리를 바깥으로 벌린다.

③ 허벅지 안쪽 근육이 늘어나는 감각을 느끼면서 15초간 자세를 유지하고 처음의

자세로 돌아온다. 4회 반복한다.

내 몸과의 전쟁

2) 약화된 근육의 활성화

무릎 세우고 누운 자세에서 골반 들어올렸다 내리기 → 누워서 한쪽 발 뻗기

✕ 무릎 세우고 누운 자세에서 골반 들어올렸다 내리기 ✕

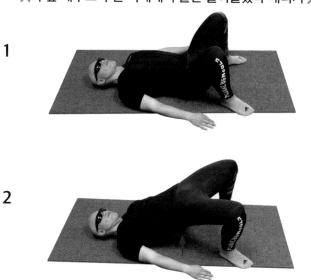

① 누운 자세에서 양 무릎을 세우고 간격은 골반 너비로 벌린다.

② 복부에 힘을 주며 골반을 위로 들어올려 무릎, 골반, 몸통이 일직선이 되게 한다.

③ 엉덩이 근육이 주로 수축되도록 하되 허리를 과도하게 펴지 않도록 주의한다.

④ 6초간 자세를 유지한 후 내린다. 10회씩 3세트 반복한다.

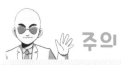 주의

②에서 가능한 무릎이 직각이 되게 한다. 만약 무릎의 각도가 커져 햄스트링이 크게 작동하면 역효과가 일어날 수 있으므로 주의한다.

✕ 누워서 한쪽 발 뻗기 ✕

1

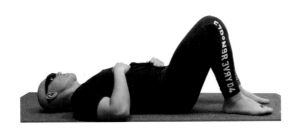

2

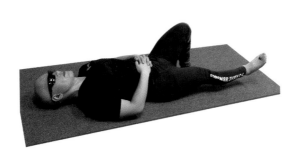

① 바닥에 등을 대고 누운 후 무릎을 굽힌다.

② 아랫배를 명치 방향으로 끌어올리면서 복부에 힘을 줘 허리를 바닥에 붙인다.

③ 호흡을 들이마시면서 한쪽 다리의 무릎을 펴 바닥으로 뻗는다.

④ 호흡을 내쉬면서 다시 돌아오고 반대쪽 다리로도 실행한다.

⑤ 10회씩 3세트 반복한다.

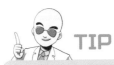

가능하면 호흡은 복식호흡을 하도록 한다. 복식호흡을 통해 배가 나오려는 힘을 복부의 힘으로 약간 막아준다는 느낌으로 운동을 하면 더 큰 효과를 볼 수 있다.

내 몸과의 전쟁

3) 정상 움직임의 회복

골반 들어올려 발 뻗기 → 네발기기 자세에서 한쪽 무릎 들어올렸다 내리기 → 손 모아 아래로 뻗으며 허리 굽혔다 펴기

✕ 골반 들어올려 발 뻗기 ✕

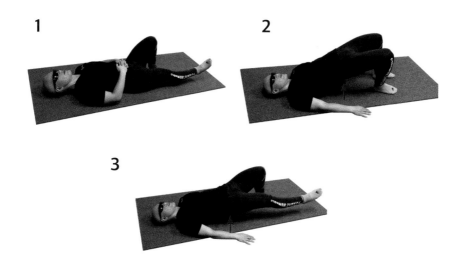

① 누운 자세에서 양 무릎을 세우고 간격은 골반 너비로 벌린다.

② 복부에 힘을 주며 골반을 위로 들어올려 무릎, 골반, 몸통이 일직선이 되게 한다.

③ 앞의 자세를 유지한 상태에서 한쪽 무릎을 편다. 이때 양쪽 무릎의 높이를 최대한 동일하게 하고, 골반이 한쪽으로 기울어지지 않도록 조절한다.

④ 6초간 자세를 유지한 후 내린다. 10회씩 3세트 반복한다.

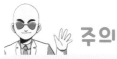 주의

②에서 가능한 무릎이 직각이 되게 한다. 만약 무릎의 각도가 커지면 햄스트링이 우세하게 작동하여 운동의 효과를 제대로 볼 수 없다.

✕ 네발기기 자세에서 한쪽 무릎 들어올렸다 내리기 ✕

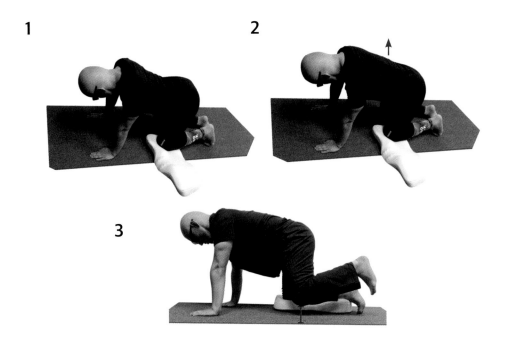

1

2

3

① 네발기기 자세를 취하고 한쪽 무릎 아래에만 베개를 받친다.

② 팔로 바닥을 밀어 상체를 지지하고 복부에 힘을 줘 허리를 편다. 머리는 목 뒤의

힘으로 지지하고 바닥을 본 상태를 유지한다.

③ 무릎을 받친 베개의 높이만큼 반대쪽 무릎을 들어올린다.

④ 6초간 자세를 유지한 후 무릎을 내린다.

⑤ 10회씩 2세트 반복하고 반대쪽 똑같이 실행한다.

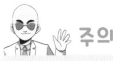 **주의**

②에서 허리를 과도하게 굽혀 허리의 만곡을 없애지 않도록 해야 하며, 허리가 적당히 앞으로 펴져 있어야 한다. ③번 동작에서는 양쪽 무릎이 수평을 이루도록 해야 하며, 이 동작을 하기 위해서는 무릎을 들어올린 쪽을 지탱할 수 있는 팔, 복부, 허리의 힘이 필요하다.

✕ 손 모아 아래로 뻗으며 허리 굽혔다 펴기 ✕

1　　　　　　　**2**

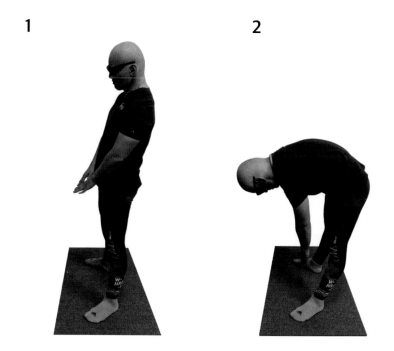

① 다리를 골반 너비로 벌리고 양손은 모아서 손바닥이 바닥을 향하게 한다.

② 손끝을 바닥으로 내밀면서 허리를 숙인다. 먼저 등을 둥글게 말고 다음으로 허리를 둥글게 만다. 마지막으로 고관절이 굽혀지도록 몸을 숙인다.

③ 처음의 자세로 돌아올 때는 엉덩이 근육에 힘을 주어 고관절을 먼저 펴고 다음으로 허리와 등을 편다. 15회 반복한다.

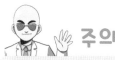 주의

　③의 단계에서 고관절보다 허리와 등을 먼저 펴지 않도록 유의한다. 잘못된 순서로 운동을 하면 골반전방경사를 일으키는 척추기립근의 긴장을 증가시키고 골반전방경사를 방지하는 대둔근의 사용을 감소시키게 된다.

06

틀어진 골반
바로잡는 무기 2
골반후방경사 교정 빡빡이 루틴

골반후방경사는 긴장된 근육과 관절 이완, 약화된 근육의 활성화, 정상 움직임 회복의
3단계가 있으며 순서대로 진행하는 것이 좋다.

1) 긴장된 근육과 관절 이완

의자에 앉아서 한쪽 무릎 폈다 내리기 → 엎드려서 양팔로 상체 젖히기 → 벽 짚고 한쪽 다리 뒤로 뻗기

✕ 의자에 앉아서 한쪽 무릎 폈다 내리기 ✕

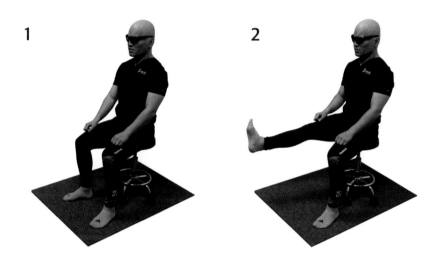

① 허리를 펴고 바른 자세로 의자에 앉는다.

② 천천히 한쪽 무릎을 펴고 15초 유지한 다음 돌아온다. (햄스트링이 짧아져 있다면 허벅지 뒤쪽이 당기는 느낌이 든다.)

③ 4회 반복한다. 반대쪽도 똑같이 실행한다.

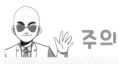 주의

무릎을 펼 때 허리를 굽히거나 발목을 뒤로 젖히지 않도록 유의한다. 발목을 뒤로 젖히면 오금 부위의 근육이 당기는 느낌이 드는데, 이것은 햄스트링이 늘어나는 것이 아니라 좌골신경이 늘어나는 것이므로 절대로 해서는 안 된다.

✕ 엎드려서 양팔로 상체 젖히기 ✕

1

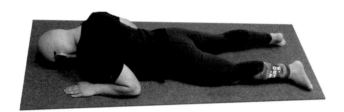

2

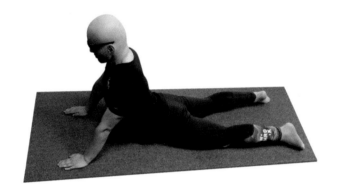

① 바닥에 엎드려 양팔은 몸에 붙이고 양손은 어깨 옆에 둔다.

② 양손으로 바닥을 밀어 상체를 뒤로 젖힌다. 허리에 힘을 주지 말고 온전히 팔의

힘만으로 들어올린다. 복직근이 뻣뻣하다면 복부 앞쪽에 신장감이 느껴진다.

③ 15초간 자세를 유지하고 처음의 자세로 돌아온다. 4회 반복한다.

내 몸과의 전쟁

✕ 벽 짚고 한쪽 다리 뒤로 뻗기 ✕

1

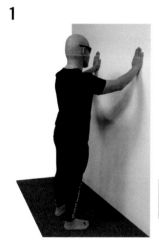

2

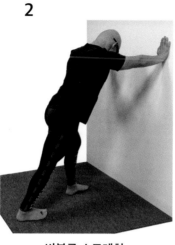

비복근 스트레칭

3

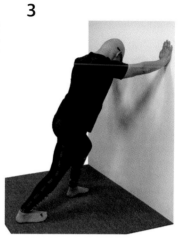

가자미근 스트레칭

① 벽을 바라보고 서서 양손을 어깨 너비로 벌려 벽을 짚는다.

② 한쪽 다리를 앞으로 내밀어 무릎을 살짝 굽히고, 다른 쪽 다리는 뒤로 뻗어 일자로 만든다.

③ 뒤로 뻗은 다리의 종아리 부위가 늘어나는 것을 느끼면서 15초간 자세를 유지한다.

④ 4회 반복하고, 반대쪽 다리도 똑같이 실행한다.

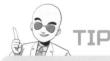

②의 과정에서 뒤쪽으로 뻗은 다리의 무릎을 사진 3처럼 굽히면 가자미근 스트레칭을 할 수 있다. 가자미근이 짧아지는 경우는 드물기 때문에 신장감이 느껴지지 않는다면 스트레칭 하지 않아도 된다.

2) 약화된 근육의 활성화

무릎 세우고 누운 자세에서 골반 들어올렸다 내리기 → 의자에 앉아 다리 올렸다 내리기 → 양발 벌리고 무릎 굽혔다 펴기 → 뒤꿈치 들어올려 비복근 강화하기

✕ 무릎 세우고 누운 자세에서 골반 들어올렸다 내리기 ✕

1

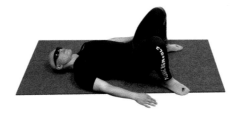

2

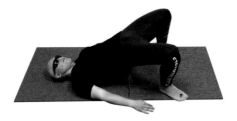

① 누운 자세에서 양 무릎을 세우고 간격은 골반 너비로 벌린다.

② 복부에 힘을 주며 골반을 위로 들어올려 무릎, 골반, 몸통이 일직선이 되게 한다.

③ 엉덩이 근육이 주로 수축되도록 하되 허리를 과도하게 펴지 않도록 주의한다.

④ 6초간 자세를 유지한 후 내려온다. 10회씩 3세트 반복한다.

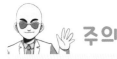

②에서 가능한 무릎이 직각이 되게 한다. 만약 무릎의 각도가 커져 햄스트링이 크게 작동하면 역효과가 일어날 수 있으므로 주의한다.

내 몸과의 전쟁

✕ 의자에 앉아 다리 올렸다 내리기 ✕

1

2

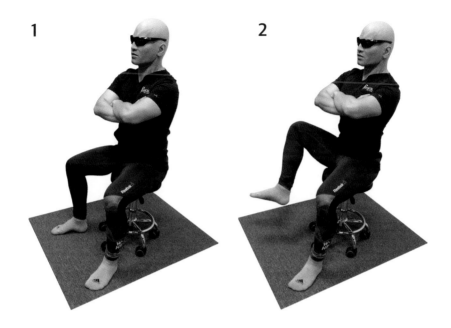

① 의자에 앉아 꼬리뼈를 치켜세워 허리를 펴고 팔짱을 낀다.

② 명치를 배꼽 방향으로 내려주는 느낌으로 등을 둥글게 살짝 말아준다. 턱은 당기고 고개를 들어 정면을 응시한다.

③ 한쪽 고관절을 굽혀 다리를 10cm 정도 들어올린다.

④ 10회씩 3세트 반복하고, 반대쪽도 똑같이 실행한다.

✕ 양발 벌리고 무릎 굽혔다 펴기 ✕

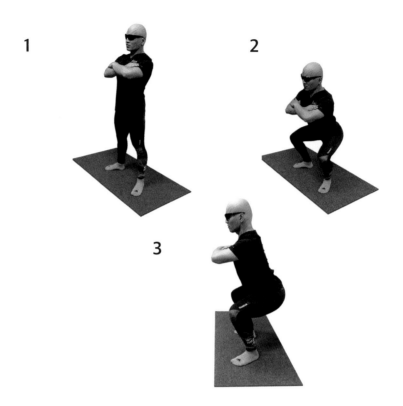

① 양발을 어깨너비로 벌리고 서서 양팔은 교차해 팔짱을 낀다.

② 무릎을 굽히면서 엉덩이를 내렸다가 무릎을 펴 다시 선 자세로 돌아온다.

③ 본인의 체력에 맞는 횟수로 3세트 반복한다. 일반적으로는 40~50회를 목표로 한다.

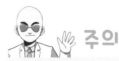 주의

엉덩이를 내릴 때 무릎의 위치가 발가락보다 앞으로 나가지 않도록 하고, 허리를 과도하게 굽히거나 펴지 않아야 한다. 허리는 적당히 앞으로 볼록한 모양이 되게 한다. 양쪽 무릎이 가까워져서 다리 모양이 X 형태가 되거나, 반대로 너무 벌어져서 다리 모양이 O 형태가 되지 않도록 유의한다. 무릎의 중심이 2번째 발가락 위에서 움직이도록 한다.

✕ 뒤꿈치 들어올려 비복근 강화하기 ✕

1　　　　　　　　**2**

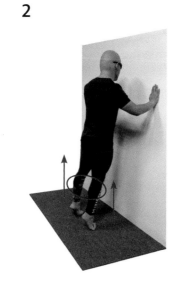

① 벽을 보고 양발을 골반 너비로 벌리고 서서 양손으로는 벽을 짚는다.

② 뒤꿈치를 들어올렸다 내린다. 골반이 앞으로 나가 배를 내밀지 않도록 한다.

③ 20회씩 2세트 반복한다.

④ 만약 양발로 하는 운동이 너무 쉽다면 한쪽 다리를 들고 실행한다.

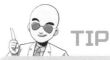
TIP

비복근이 약화되면 걷는 동안 골반의 후방 회전을 일으킬 수 있으므로 강화 운동을 시행한다.
한쪽 다리를 들고 뒤꿈치 들어올렸다 내리기 운동을 했을 때 15회 이상 실행할 수 없다면 비복
근이 약화되었다고 볼 수 있다.

3) 정상 움직임의 회복

앉은 자세에서 상체 기울였다 펴기 → 선 자세에서 엉덩이 뒤로 빼기 → 네발기기 자세에서 엉덩이 뒤로 빼기

✕ 앉은 자세에서 상체 기울였다가 펴기 ✕

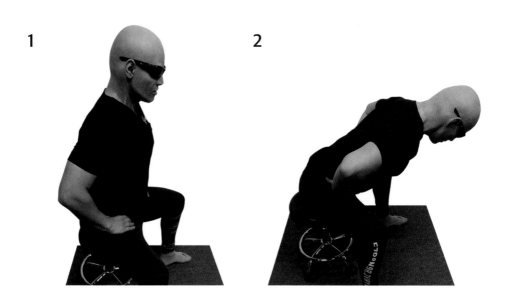

1 **2**

① 의자에 앉아 꼬리뼈를 치켜세워 허리를 펴고 양손은 고관절을 잡는다.

② 가슴을 적당히 펴고 날개뼈를 등 뒤의 아래쪽 방향으로 살짝 끌어당긴다. 턱은 살짝 당겨 정면을 응시한다.

③ 고관절을 이용해 상체를 앞으로 기울였다가 돌아온다. 이때 허리와 등의 움직임은 없어야 한다. 10회씩 3세트 반복한다.

내 몸과의 전쟁

✕ 선 자세에서 엉덩이 뒤로 빼기 ✕

1　　　　　　　　　　**2**

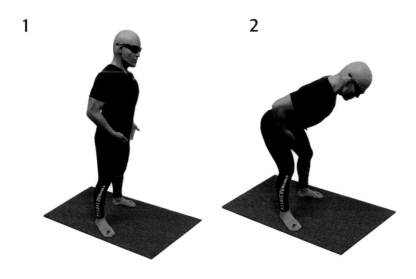

① 다리를 골반너비로 벌리고 서서 양 손날을 앞쪽 골반 위에 댄다.

② 꼬리뼈를 치켜세워 허리를 펴고 등은 명치를 배꼽 방향으로 내린다는 상상을 하면서 조금만 둥글게 말아준다. 어깨를 오므리지 않도록 유의한다.

③ 허리와 등은 일직선을 유지하면서 고관절을 굽혀 상체를 기울였다 세운다.

④ 10회씩 3세트 반복한다.

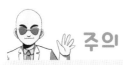 **주의**

허리를 지나치게 펴서 꺾이지 않도록 한다. 상체를 기울였다가 세울 때는 허리와 고관절이 따로 움직이지 않도록 주의한다.

✕ 네발기기 자세에서 엉덩이 뒤로 빼기 ✕

1

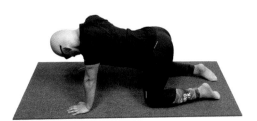

2

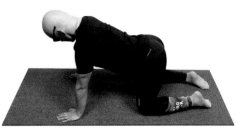

3

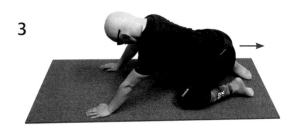

① 네발기기 자세에서 꼬리뼈를 치켜세워 허리를 편다.

② 팔로 바닥을 밀고 등을 천장 방향으로 밀어올리는 느낌으로 등을 둥글게 말아준

다. 턱은 안쪽으로 당겨서 머리가 바닥 쪽으로 떨어지지 않게 한다.

③ 골반을 뒤로 이동시켰다가 돌아온다. 10회씩 3세트 실행한다.

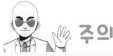 주의

③을 실행할 때 등이 펴지거나 허리가 굽혀지기 쉽다. 허리와 등 머리의 정렬을 완전히 유지
하면서 골반의 위치만 이동할 수 있도록 주의한다.

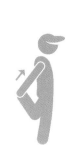

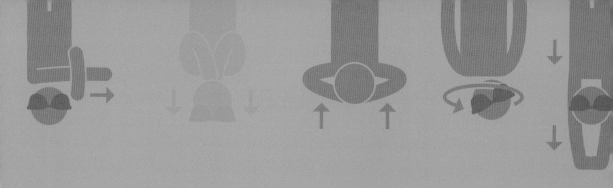

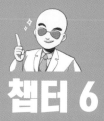

챕터 6

뒤로 휜 다리와의 전쟁

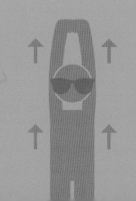

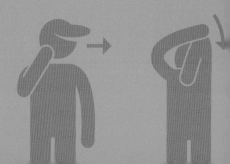

무릎이
뒤로 꺾인 다리

정상적인 무릎은 앞으로 살짝 구부러져 있는데, 뒤로 휜 다리(반장슬)는 이와 다르게 무릎이 과도하게 뒤로 꺾인 체형을 말한다. 뒤로 휜 다리는 'Back knee'라고도 불리며, 전문용어로는 'Genu recurvatum'이라고 한다.

✕ ✕ ✕

다리의 형태

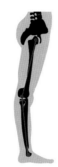
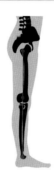
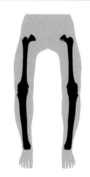

뒤로 휜 다리	정상	뒤로 휜 다리로 인한 O다리

뒤로 휜 다리 체형은 겉보기에도 안 좋지만, 신체에 많은 문제를 일으킬 수 있다. 뒤로 휜 다리는 O다리 체형을 유발할 뿐만 아니라, 무릎에 과도한 스트레스를 줘서 무릎 관절을 빠르게 닳게 만들며, 각종 퇴행성 무릎 질환과 근육 불균형을 유발한다. 단, 뒤로 휜 다리로 의한 O다리의 경우 교정을 통해 즉시 호전될 수 있다.

특히 반장슬 체형은 모두 무릎이 과도하게 신전되어 있는데, 기본적으로 이러한 무릎의 과신전은 무릎의 스크류홈 기전^{screw-home} ^{mechanism}을 유발하고, 무릎 위쪽은 안쪽으로, 무릎 아래쪽은 바깥쪽으로 돌아가는 움직임이 나타나게 된다.

스크류홈 기전은 쉽게 말하면 무릎 위쪽

스크류홈 기전에 의한 무릎/경골 과신전

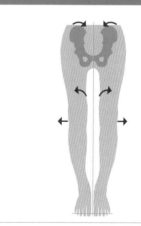

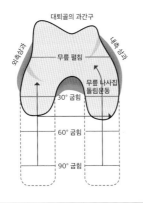

스크류홈 기전의 원리

대퇴골의 과간구

외측상과

내측상과

무릎 펼침

무릎 나사집
돌림운동

30° 굽힘

60° 굽힘

90° 굽힘

과 아래쪽이 서로 반대 방향으로 돌아가는 기전을 의미하는데, 이는 조금 더 단단하게 맞물려서 무릎이 풀리지 않도록 무릎의 안정성을 높여주는 기전이다. 페트병의 뚜껑을 예로 들면, 뚜껑을 열 때 왼쪽으로 돌리면 열리고 오른쪽으로 돌리면 더 강하게 맞물리게 되는데, 이는 페트병의 스크류 방향이 왼쪽으로 돌아가 있기 때문이다. 즉, 서로 교차해서 회전이 이루어져야 강하게 맞물리면서 고정력이 강해진다는 것이다. 그리고 무릎은 인체 구조적으로 무릎 위쪽이 안쪽으로 돌아가야 빈 공간이 채워지면서 완전히 맞물리게 된다. 때문에 뒤로 휜 다리 체형이 있는 사람들은 무릎 위쪽은 안쪽으로, 무릎 아래쪽은 바깥쪽으로 돌아가고 무릎이 과도하게 뒤로 꺾여 있다.

또한 뒤로 휜 다리는 각종 근육 불균형을 유발하는데, 이러한 근육의 불균형은 원인에 따라서 골반전방경사, 골반의 전방 전위, 발등 굽힘(배측굴곡) 제한의 3가지로 나뉘고, 근육의 상태에 따라서 짧아지는 근육과 늘어나는 근육의 2가지로 분류된다.

1) 뒤로 휜 다리가 있을 때 짧아지는 근육들

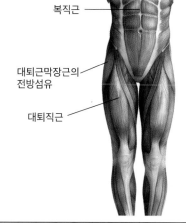

복직근

대퇴근막장근의
전방섬유

대퇴직근

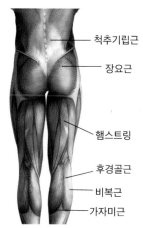

척추기립근

장요근

햄스트링

후경골근

비복근

가자미근

골반전방경사	골반의 전방 전위	발등 굽힘 제한
장요근, 척추기립근, 대퇴직근, 대퇴근막장근의 전방섬유	햄스트링(특히 상부), 복직근(특히 상부)	후경골근, 비복근, 가자미근

2) 뒤로 휜 다리가 있을 때 늘어나는 근육들

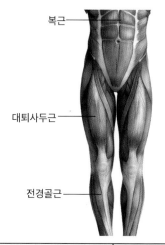

복근

대퇴사두근

전경골근

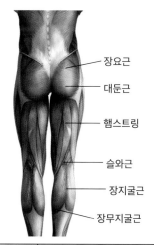

장요근

대둔근

햄스트링

슬와근

장지굴근

장무지굴근

골반전방경사	골반의 전방 전위	발등 굽힘 제한
복근(특히 외복사근), 햄스트링(특히 상부), 대둔근, 슬와근	장요근, 대퇴사두근, 슬와근	전경골근, 장무지굴근, 장지굴근, 슬와근

02

뒤로 휜 다리의 원인 파악하기

뒤로 휜 다리의 원인은 굉장히 다양한데, 대부분 잘못된 체형에 의한 보상 패턴으로 나타나게 되며 크게 4가지로 분류할 수 있다. 과도한 골반전방경사에 의한 것, 골반의 전방 이동에 의한 것, 발목의 발등 굽힘 제한에 의한 것, 선천적으로 유연한 인대에 의한 것(주로 여성에게 해당)이 그것이다. 원인에 따라서 치료 방법도 전혀 달라지기 때문에 어떤 원인으로 인해 뒤로 휜 다리의 체형이 된 것인지 명확하게 이해할 필요가 있다.

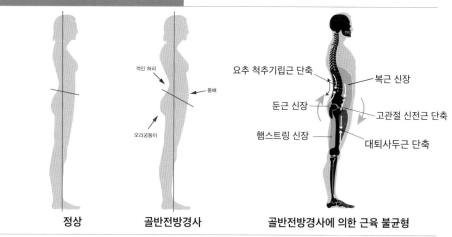

골반전방경사에 의한 근육 불균형 해부도

꺾인 허리

똥배

오리궁둥이

요추 척추기립근 단축

복근 신장

둔근 신장

고관절 신전근 단축

햄스트링 신장

대퇴사두근 단축

정상 　　　　 골반전방경사 　　　　 골반전방경사에 의한 근육 불균형

골반전방경사 체형이 동반된 경우, 대퇴이두근(다리 뒤쪽 근육)들은 신장되고, 대퇴사두근(다리 앞쪽 근육)들은 단축되는 경향이 나타나게 된다. 골반이 전방으로 전위되는 스웨이백 체형이 동반된 경우, 대퇴이두근은 단축되고 대퇴사두근들은 신장되는 경향이 나타난다. 또한 반장슬은 발목이 뻣뻣한 경우에도 나타날 수 있는데, 걸을 때 발등이 잘 올라가지 않는 경우, 발등을 억지로 올리기 위해서 발등 대신 무릎을 뒤로 꺾어서 발 자체를 위로 들어올리게 되고, 무릎이 뒤로 꺾이게 되면 뒤로 휜 다리 체형이 나타나게 된다. 마지막으로 뒤로 휜 다리는 무릎 뒤쪽 인대나 관절낭 등이 과도하게 유연한 경우에도 나타날 수 있는데, 선천적으로 여성이 남성보다 유연한 경우가 많아서 주로 여성들에게서 선천적인 뒤로 휜 다리 체형이 나타난다. 다만 이런 경우 선천적인 케이스로 근본적인 해결은 어렵고, 무릎 주변 근육을 강화시킴으로써 무릎 안정성을 보완해주는 방법으로 해결할 수 있다.

03

내 몸 확인하기

뒤로 휜 다리 진단 및 평가

진단이 명확하지 못하면 치료 효과가 매우 떨어질 가능성이 높기 때문에 사진 촬영을 통해 무릎의 옆모습을 확인하되 그것만으로 판단하지 않고, 무릎 과신전 유발 검사와 엑스레이 검사를 진행하여 교차 검증을 함으로써 결과의 신뢰성을 높인다.

1) 무릎 옆모습 사진 촬영

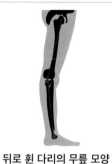

뒤로 휜 다리의 무릎 모양

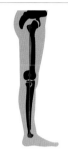

정상 무릎 모양

· 검사 목적

뒤로 휜 다리 체형이 있는 사람들은 왼쪽 그림처럼 무릎이 과도하게 펴져 있는 경향이 있으므로 무릎 모양 확인하여 뒤로 휜 다리인지 판단한다.

· 검사 방법

① 옆으로 선 모습을 촬영한다.

② 의도적으로 무릎을 과도하게 펴려고 하는 경우 뒤로 휜 다리 체형이 나타날 수 있기 때문에 무릎에 힘을 완전히 뺀 상태에서 촬영을 해야 한다.

· 평가

정상적인 경우는 오른쪽 그림처럼 무릎이 약간 구부러져 있다. 옆모습을 촬영했을 때 위의 왼쪽 그림처럼 무릎이 과도하게 펴져 있다면 뒤로 휜 다리일 가능성이 높다.

2) 무릎 과신전 유발

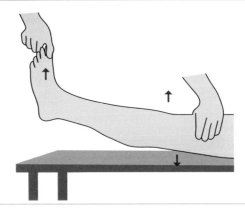

· **검사 목적**

무릎의 과신전을 유발하여 움직이는 상태를 통해 뒤로 휜 다리의 유무를 확인

한다.

· **검사 방법**

검사자는 대상자의 대퇴골을 한쪽 손으로 잡아서 아래쪽으로 눌러 고정하고,

반대쪽 손으로 대상자의 엄지발가락을 잡아 들어올린다.

· **평가**

경골이 위로 들리고, 무릎이 뒤로 꺾이는 증상이 나타나면 뒤로 휜 다리일 가

능성이 높다.

3) 엑스레이 검사

· **검사 목적**

대퇴골 대전자와 대퇴골 외측과를 연결한 선, 내퇴골 외

측과와 경골 외측 복사를 연결한 선의 각도를 통해 뒤로

휜 다리인지 진단한다.

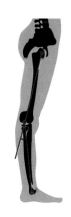

· **검사 방법**

① 대퇴골 대전자에서부터 외측과를 연결하는 선을 긋는다.

② 대퇴골 외측과에서부터 경골 외측 복사를 연결하는 선을 긋는다.

③ 두 개의 선이 이루는 각도를 측정한다.

· **평가**

0~10도가 나타나면 정상이고, 10도 이상의 각도가 나타나면 뒤로 휜 다리이다.

백년 무릎을 만드는 무기

뒤로 휜 다리 교정 빡빡이 루틴

뒤로 휜 다리 체형은 원인이 되는 4가지 패턴에 따라서 교정 방법을 다르게 적용해야 하며, 긴장된 근육과 관절 이완, 약화된 근육 활성화, 정상 움직임 회복의 3가지 과정을 통해 교정을 진행할 수 있다.

1) 과도한 골반전방경사에 의한 뒤로 휜 다리

침대에 골반 걸치고 다리 끌어당기기 → 벽 짚고 발목 뒤로 당기기 → 엉덩이 뒤로 빼고 손 위로 뻗기 → 누워서 한쪽 발 뻗기 → 골반 들어올리고 발 뻗기 → 무릎 돌렸다 원위치 시키기

✕ 침대에 골반 걸치고 다리 끌어당기기 ✕

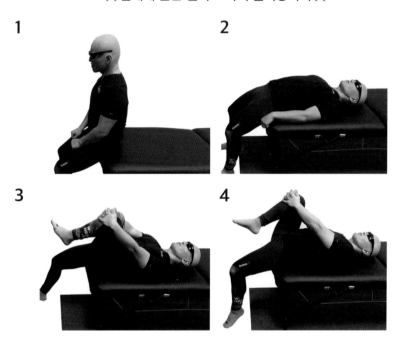

① 침대 끝에 골반만 걸쳐서 바로 눕는다.

② 한쪽 다리를 올려서 양손으로 무릎을 잡고 허리가 바닥에 붙을 때까지 가슴 쪽으로 끌어당긴다. 다른 한쪽 다리는 침대 아래로 힘을 빼고 내려놓는다.

③ 침대 아래로 내린 다리의 고관절 앞쪽에 스트레칭이 되는 감각을 느끼면서 15초씩 4회 반복한다. 반대쪽도 동일한 방법으로 실행한다.

✕ 벽 짚고 발목 뒤로 당기기 ✕

1

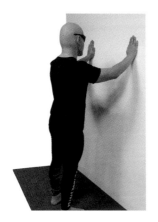

2

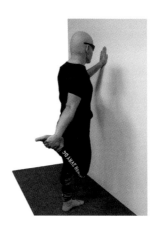

3

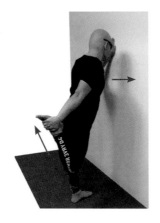

① 벽을 바라보고 서서 양손으로 벽을 짚는다.

② 한쪽 다리의 무릎을 뒤로 굽히고 같은 쪽 손으로 발목을 잡는다.

③ 발목을 잡은 손을 당겨 무릎을 더욱 굽히고 고관절은 약간 뒤로 편다.

④ 15초간 자세를 유지하고 돌아온다. 4회 반복한다. 반대쪽도 똑같이 실행한다.

내 몸과의 전쟁

✕ 엉덩이 뒤로 빼고 손 위로 뻗기 ✕

1

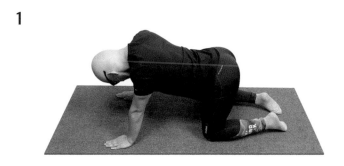

2

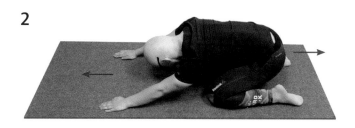

① 네발기기 자세를 취한다.

② 상체를 뒤로 보내 엉덩이를 뒤꿈치에 붙인다.

③ 척추 뒤쪽이 늘어나도록 엉덩이는 더욱 뒤꿈치 방향으로 빼고, 손은 기지개 펴듯

이 머리 위 방향으로 쭉 뻗는다.

④ 15초씩 4회 반복한다.

✖ 누워서 한쪽 발 뻗기 ✖

1

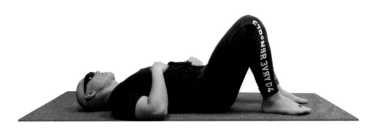

2

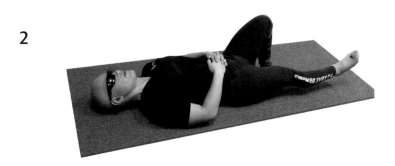

① 바닥에 등을 대고 누운 후 무릎을 굽힌다.

② 아랫배를 명치 방향으로 끌어올리면서 복부에 힘을 줘 허리를 바닥에 붙인다.

③ 호흡을 들이마시면서 한쪽 다리의 무릎을 펴 바닥으로 뻗는다.

④ 호흡을 내쉬면서 다시 돌아오고 반대쪽도 실행한다.

⑤ 10회씩 3세트 반복한다.

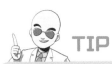

가능하면 호흡은 복식호흡을 하도록 한다. 복식호흡을 통해 배가 나오려는 힘을 복부의 힘으로 약간 막아준다는 느낌으로 운동을 하면 더 큰 효과를 볼 수 있다.

내 몸과의 전쟁

✕ 골반 들어올리고 발 뻗기 ✕

1

2

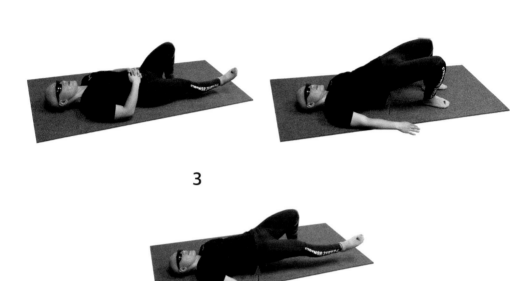

3

① 누운 자세에서 양 무릎을 세우고 간격은 골반 너비로 벌린다.

② 복부에 힘을 주며 골반을 위로 들어올려 무릎, 골반, 몸통이 일직선이 되게 한다.

③ 앞의 자세를 유지한 상태에서 한쪽 무릎을 편다. 이때 양쪽 무릎의 높이를 최대한 동일하게 하고, 골반이 한쪽으로 기울어지지 않도록 조절한다.

④ 6초간 자세를 유지한 후 내린다. 10회씩 3세트 반복한다.

✕ 무릎 돌렸다 원위치 시키기 ✕

1

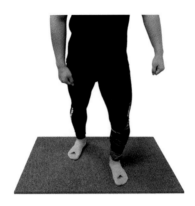

2

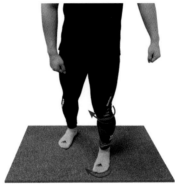

① 한쪽 다리를 약간 앞쪽으로 내밀고 무릎을 살짝 굽힌다.

② 정강이를 안쪽으로 돌려 발이 안쪽을 향하게 했다가 ①번 자세로 돌아온다.

③ 10회씩 3세트 반복한다.

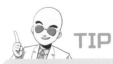

발 안쪽에 세라밴드를 묶어서 저항을 주면 더 효과적으로 운동을 할 수 있다.

내 몸과의 전쟁

2) 골반의 전방 이동에 의한 뒤로 휜 다리

의자에 앉아서 한쪽 무릎 폈다 내리기 → 누워서 한쪽 발 뻗기 → 의자에 앉아 다리 올렸다 내리기 → 양발 벌리고 무릎 굽혔다 펴기 → 무릎 돌렸다 원위치 시키기

✕ 의자에 앉아서 한쪽 무릎 폈다 내리기 ✕

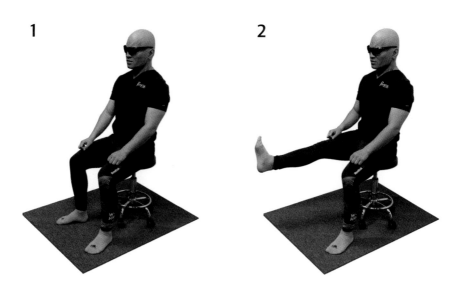

① 허리를 펴고 바른 자세로 의자에 앉는다.

② 천천히 한쪽 무릎을 펴고 15초 유지한 다음 돌아온다. (햄스트링이 짧아져 있다면 허벅지 뒤쪽이 당기는 느낌이 든다.)

③ 4회 반복하고 반대쪽도 똑같이 실행한다.

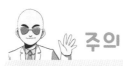 주의

무릎을 펼 때 허리를 굽히거나 발목을 뒤로 젖히지 않도록 유의한다. 발목을 뒤로 젖히면 오금 부위의 근육이 당기는 느낌이 드는데, 이것은 햄스트링이 늘어나는 것이 아니라 좌골신경이 늘어나는 것이므로 절대로 해서는 안 된다.

✕ 누워서 한쪽 발 뻗기 ✕

1

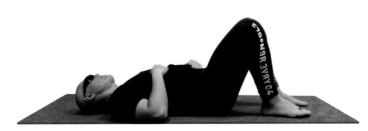

2

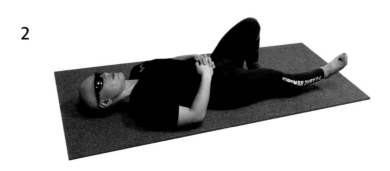

① 바닥에 등을 대고 누운 후 무릎을 굽힌다.

② 아랫배를 명치 방향으로 끌어올리면서 복부에 힘을 줘 허리를 바닥에 붙인다.

③ 호흡을 들이마시면서 한쪽 다리의 무릎을 펴 바닥으로 뻗는다.

④ 호흡을 내쉬면서 다시 돌아오고 반대쪽도 실행한다.

⑤ 10회씩 3세트 반복한다.

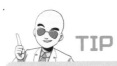

가능하면 호흡은 복식호흡을 하도록 한다. 복식호흡을 통해 배가 나오려는 힘을 복부의 힘으로 약간 막아준다는 느낌으로 운동을 하면 더 큰 효과를 볼 수 있다.

내 몸과의 전쟁

✖ 의자에 앉아 다리 올렸다 내리기 ✖

1

2

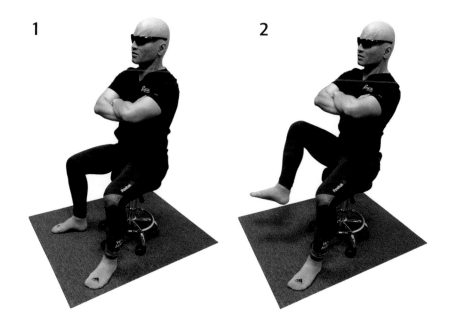

① 의자에 앉아 꼬리뼈를 치켜세워 허리를 펴고 팔짱을 낀다.

② 명치를 배꼽 방향으로 내려주는 느낌으로 등을 둥글게 살짝 말아준다. 턱은 당기

고 고개를 들어 정면을 응시한다.

③ 한쪽 고관절을 굽혀 다리를 10cm 정도 들어올린다.

④ 10회씩 3세트 반복하고, 반대쪽도 똑같이 실행한다.

✕ 양발 벌리고 무릎 굽혔다 펴기 ✕

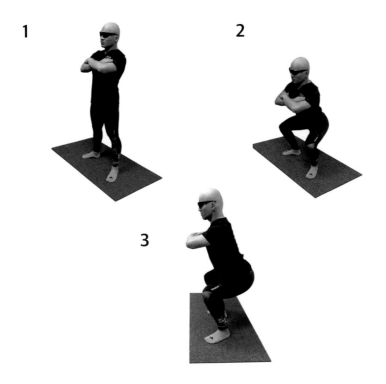

① 양발을 어깨너비로 벌리고 서서 양팔은 교차해 팔짱을 낀다.

② 무릎을 굽히면서 엉덩이를 내렸다가 무릎을 펴 다시 선 자세로 돌아온다.

③ 본인의 체력에 맞는 횟수로 3세트 반복한다. 일반적으로는 40~50회를 목표로

한다.

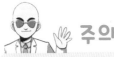

엉덩이를 내릴 때 무릎의 위치가 발가락보다 앞으로 나가지 않도록 하고, 허리를 과도하게 굽히거나 펴지 않아야 한다. 허리는 적당히 앞으로 볼록한 모양이 되게 한다. 양쪽 무릎이 가까워져서 다리 모양이 X 형태가 되거나, 반대로 너무 벌어져서 다리 모양이 O 형태가 되지 않도록 유의한다. 무릎의 중심이 2번째 발가락 위에서 움직이도록 한다.

내 몸과의 전쟁

✕ 무릎 돌렸다 원위치 시키기 ✕

1

2

① 한쪽 다리를 약간 앞쪽으로 내밀고 무릎을 살짝 굽힌다.

② 정강이를 안쪽으로 돌려 발이 안쪽을 향하게 했다가 ①번 자세로 돌아온다.

③ 10회씩 3세트 반복한다.

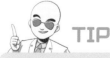

TIP

발 안쪽에 세라밴드를 묶어서 저항을 주면 더 효과적으로 운동을 할 수 있다.

3) 발목의 발등 굽힘 제한에 의한 뒤로 휜 다리

벽 짚고 한쪽 다리 뒤로 뻗기 → 양발 벌리고 무릎 굽혔다 펴기 → 무릎 돌렸다 원위치 시키기

✕ 벽 짚고 한쪽 다리 뒤로 뻗기 ✕

1
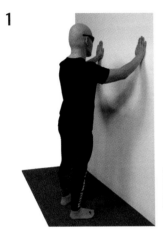

2
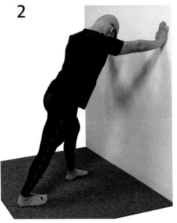

가자미근 스트레칭

3
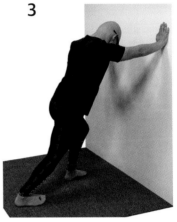

비복근 스트레칭

① 벽을 바라보고 서고 양손은 어깨너비로 벌려 벽을 짚는다.

② 한쪽 다리를 앞으로 내밀어 무릎을 살짝 굽히고, 다른 쪽 다리는 뒤로 뻗어 일자로 만든다.

③ 뒤로 뻗은 다리의 종아리 부위가 늘어나는 것을 느끼면서 15초간 자세를 유지한다.

④ ①~③의 과정을 4회 반복하고, 반대쪽도 똑같이 실행한다.

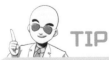

②의 과정에서 뒤쪽으로 뻗은 다리의 무릎을 사진 3처럼 굽히면 가자미근 스트레칭을 할 수 있다. 가자미근이 짧아지는 경우는 드물기 때문에 신장감이 느껴지지 않는다면 스트레칭 하지 않아도 된다.

내 몸과의 전쟁

✕ 양발 벌리고 무릎 굽혔다 펴기 ✕

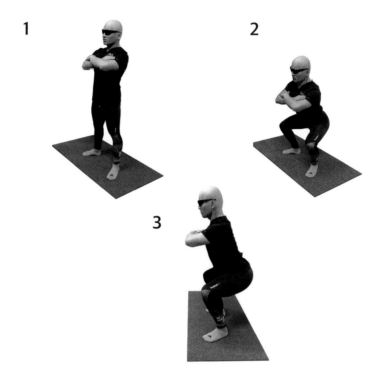

① 양발을 어깨너비로 벌리고 서서 양팔은 교차해 팔짱을 낀다.

② 무릎을 굽히면서 엉덩이를 내렸다가 무릎을 펴 다시 선 자세로 돌아온다.

③ 본인의 체력에 맞는 횟수로 3세트 반복한다. 일반적으로는 40~50회를 목표로

한다.

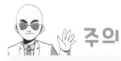 주의

엉덩이를 내릴 때 무릎의 위치가 발가락보다 앞으로 나가지 않도록 하고, 허리를 과도하게 굽히거나 펴지 않아야 한다. 허리는 적당히 앞으로 볼록한 모양이 되게 한다. 양쪽 무릎이 가까워져서 다리 모양이 X 형태가 되거나, 반대로 너무 벌어져서 다리 모양이 O 형태가 되지 않도록 유의한다. 무릎의 중심이 2번째 발가락 위에서 움직이도록 한다.

✕ 무릎 돌렸다 원위치 시키기 ✕

1

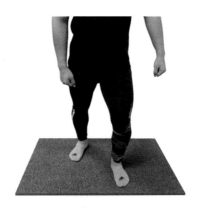

2

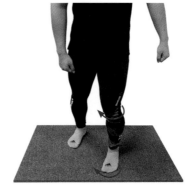

① 한쪽 다리를 약간 앞쪽으로 내밀고 무릎을 살짝 굽힌다.

② 정강이를 안쪽으로 돌려 발이 안쪽을 향하게 했다가 ①번 자세로 돌아온다.

③ 10회씩 3세트 반복한다.

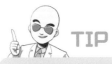

발 안쪽에 세라밴드를 묶어서 저항을 주면 더 효과적으로 운동을 할 수 있다.

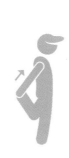

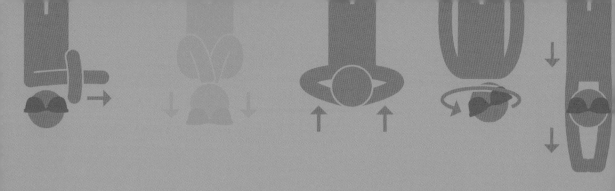

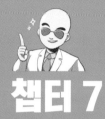

챕터 7

O다리와의 전쟁

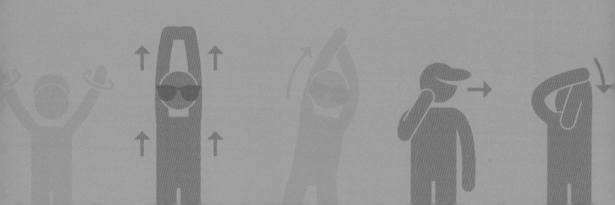

관절을 해치는 O자 모양 다리

O다리라고 불리는 이 체형은 무릎이 마치 알파벳 O자 모양처럼 휘어진 체형을 의미한다.

× × ×

다리의 형태

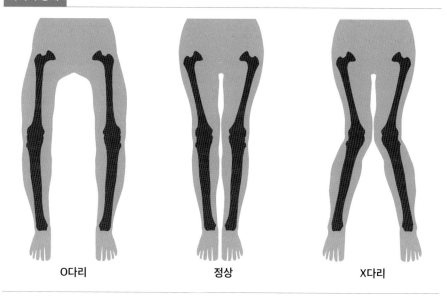

O다리   정상   X다리

O다리^{Genu varum}라고 불리는 이 체형은 무릎 모양이 마치 알파벳 O처럼 휘어진 체형을 의미한다. 다리를 붙이고 곧게 폈을 때 무릎 사이가 3cm 이상 벌어져 있다면 병적인 O다리이다. 이 O다리 체형은 무릎 안쪽에 과도한 스트레스를 줘서 무릎의 연골을 빠르게 닳게 하고, 더 나아가서 각종 퇴행성 무릎 질환을 유발하게 된다.

걷거나 서 있을 때 무릎에 가해지는 스트레스

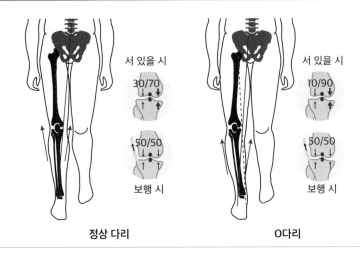

정상 다리	O다리

실제로 정상 체형의 경우 가만히 서 있을 때 안쪽에 70%, 바깥쪽에 30%만큼 의 스트레스가 가해지지만, O다리 체형은 안쪽에 90%, 바깥쪽에 10%만큼 스트레 스가 가해져서 무릎 안쪽에 과도한 스트레스를 주게 되고 각종 퇴행성 무릎 질환 을 유발하게 된다.

내 몸과의 전쟁

02

O다리의
원인 파악하기

O다리의 원인은 굉장히 다양하지만 크게 뼈 자체의 변형 혹은 기형에 의한 O다리와
근육 불균형에 의한 O다리로 분류할 수 있다. 원인에 따라서 치료 방법도 전혀 달라지
기 때문에 반드시 원인을 명확히 이해해야 한다.

1) 뼈 자체의 변형 혹은 기형에 의한 O다리

우선 뼈 자체의 변형 혹은 기형에 의해 생긴 O다리는 크게 퇴행성 관절염에 의한 O다리, 외반고로 인한 O다리, 고관절의 과도한 전경에 의한 O다리, 선천적 기형에 의한 O다리의 4가지로 분류할 수 있고, 일반적으로 이러한 구조적 변형은 수술적 치료 없이는 완치가 어렵다.

① 퇴행성 변화에 의한 O다리

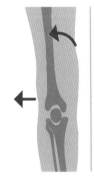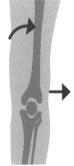

O다리는 퇴행성관절염에 의해서 생기기도 하는데, 뼈 자체가 녹아버리면서 뼈의 변형이 일어난 것으로 이런 증상을 이런 증상을 겪고 있는 사람은 대부분 나이가 많다. 무릎은 정면을 향하는 게 특징이다.

② 외반고로 인한 O다리

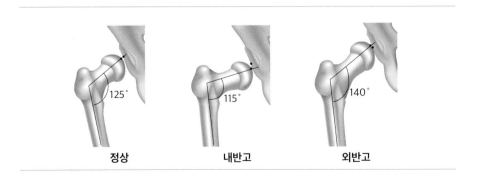

정상 125°   내반고 115°   외반고 140°

내 몸과의 전쟁

O다리는 외반고(밖굽이 엉덩관절)라고 부르는 기형에 의해서도 나타날 수 있는데, 이는 대부분 선천적인 기형에 의한 것이고, 후천적으로는 감염이나 결핵, 염증 등에 의해서 나타나기도 한다. (고관절 각도가 120도보다 작으면 내반고, 130도보다 높으면 외반고라고 한다.) 고관절 각도는 120~130도가 가장 안정적으로 체중을 지지해줄 수 있는 각도인데, 만약 이 각도가 나오지 않는다면 우리의 몸은 최대한 그 각도를 맞추려고 노력(적응)하게 되고, 각도가 큰 경우 무릎을 O다리로 만드는 방식으로 적응하게 된다. 고관절 각도가 큰 경우 대퇴골두가 위로 올라가면서 대퇴골두의 방향이 중심점에서 벗어나게 되는 문제가 생기는데, 인체는 이 문제를 해결하기 위해서 대퇴골두를 아래로 내려서 중심을 맞추게 된다. 즉, 대퇴골두는 아래로 내려가고 다리는 벌어져서 O다리 체형이 나타나는 것이다.

③ 고관절의 과도한 전경에 의한 O다리

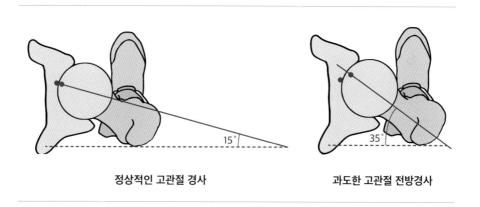

정상적인 고관절 경사   과도한 고관절 전방경사

O다리는 고관절의 과도한 전경에 의해서도 나타날 수 있는데, 이것도 외반고

와 마찬가지로 대퇴골두가 중심점에 위치해야 안정적이고 효율적으로 체중을 지지할 수 있기 때문에 그 각도를 맞추기 위해서 인체의 보상성 변형이 일어난다. 고관절 경사는 15~20도가 정상이며 20도 이상인 경우 전경, 5도 이하인 경우 후경이라고 한다. 기본적으로 대퇴골두는 약 15도 정도 기울어져 있는 게 가장 좋은데, 이 각도에서 벗어나면 인체는 이를 해결하기 위해서 대퇴골두를 뒤로 이동시켜서 중심을 맞춘다. 그로 인해 대퇴골두는 뒤로 이동되면서 내회전되고 다리는 벌어져서 O다리 체형이 나타난다.

④ 선천적 기형에 의한 O다리

구루병의 다리 형태

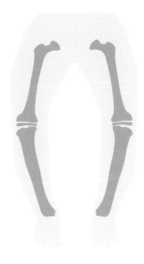

O다리는 블런트씨병이나 구루병 혹은 골간단부 연골 이형성증 같은 선천적

인 기형에 의해서 나타나게 되는데, 이는 대부분 소아에게서 나타나는 선천적인 기형이다. 구루병은 4개월~2세 사이의 소아에게 나타나며 비타민D 결핍에 의한 질병이다. 블런트씨병은 원인이 불명이며 주로 통통한 소아에게 나타난다. 골간단부 연골 이형성증은 3~5세 사이의 보행을 시작할 시기의 소아에게 나타난다. 단, 0~18개월 사이의 소아는 발달 과정 특성상 O다리가 나타나게 되므로, 어린 아이에게 O다리가 나타났다고 무조건 구루병 혹은 블런트씨병을 의심해서는 안 된다. 또한 18~30개월 사이의 소아에게는 11자 다리, 3~4년 사이의 소아는 X다리로 변하는 발달 과정을 지나 8~10세가 되면 정상 다리가 된다.

2) 근육 불균형에 의한 O다리

근육 불균형에 의해 생긴 O다리는 크게 2가지로 분류할 수 있다. 그리고 이러한 O다리는 대부분 비수술 치료 즉, 운동이나 스트레칭으로 해결할 수 있다.

① 고관절 내회전과 슬관절 과신전

대표적으로 반장슬의 경우 스크류홈 기전에 의해서 무릎 위쪽은 내회전시키고 무릎 아래쪽은 외회전시키는 스크류홈이 나타나면 겉으로 보기엔 O다리처럼 보이게 되지만 이 경우는 가짜 O다리라고 할 수 있다. 반장슬만 교정해줘도 극적으로 개선되는 걸 관찰할 수 있다.

② 고관절 외회전과 슬관절 굴곡

O다리는 고관절 외회전과 슬관절 굴곡에 의해서도 나타나는데, 이는 골반후 방경사 체형과 매우 밀접한 연관이 있다. 골반후방경사가 있는 경우 고관절이 외 회전되면서 무릎이 벌어질 수 있다. 단, 골반후방경사에 의한 O다리는 전체 O다 리 중 극소수만 나타나는 것으로 사실상 보기 드문 케이스에 해당한다.

③ 고관절 내회전과 슬관절 과신전으로 인해 짧아지는 근육들

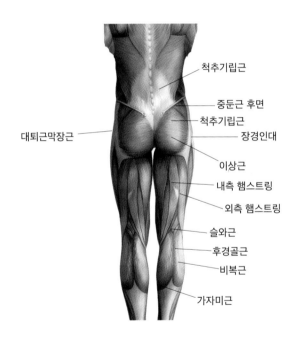

고관절 내회전과 슬관절 과신전으로 인해 짧아지는 근육들	고관절 외회전과 슬관절 굴곡으로 인해 짧 아지는 근육들
대퇴근막장근, 장경인대, 내측 햄스트링, 후경골근, 비복근, 가자미근	중둔근 후면, 대둔근 상부, 이상근, 외측 햄 스트링, 슬와근, 후경골근, 가자미근

내 몸과의 전쟁

④ 고관절 외회전과 슬관절 굴곡으로 인해 늘어나는 근육들

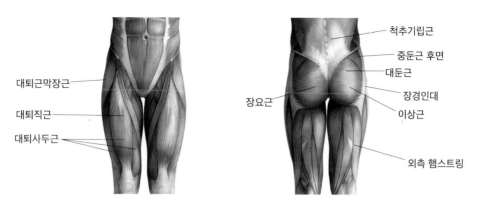

대퇴근막장근
대퇴직근
대퇴사두근

척추기립근
중둔근 후면
대둔근
장요근
장경인대
이상근
외측 햄스트링

고관절 내회전과 슬관절 과신전으로 인해 늘어나는 근육들	고관절 외회전과 슬관절 굴곡으로 인해 늘어나는 근육들
장요근, 대퇴직근, 중둔근 후면, 대둔근 상부, 이상근, 외측 햄스트링	대퇴사두근, 척추기립근

내 몸 확인하기

O다리 진단 및 평가

진단이 명확하지 못하면 치료 효과가 매우 떨어질 가능성이 높기 때문에 사진 촬영을 통해 무릎의 모양을 확인하되 그것만으로 판단하지 않고, 무릎 구부리기를 통한 반장슬 검사, 치골결합 촉진을 통한 골반후방경사 검사, 고관절 기형 검사와 엑스레이 검사를 진행하여 교차 검증을 함으로써 결과의 신뢰성을 높인다.

1) 무릎 사진 촬영

· 검사 목적

O다리가 있는 경우 어떤 원인에 의해서 O다리 체형이 된 것인지 파악하는 것이 가장 중요하다. 다리의 정면 사진을 찍고 무릎 뼈의 방향을 살펴보는 것으로 O다리인지 판단한다.

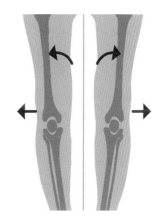

· 검사 방법

① 정면을 바라보고 선 모습을 촬영한다.

② 무릎 뼈가 정면을 향하고 있는지 확인한다.

③ 무릎 뼈가 안쪽을 향하고 있는지 확인한다.

④ 무릎 뼈가 바깥쪽을 향하고 있는지 확인한다.

· 평가

무릎 뼈가 정면을 향하고 있다면 그것은 뼈 자체의 변형에 의한 O다리일 가능성이 높고, 무릎 뼈가 안쪽을 향해 있다면 반장슬이 아닌지 의심해봐야 한다. 그리고 무릎 뼈가 바깥쪽을 향해 있다면 골반후방경사가 있는지 확인한다. 무릎이 안쪽 또는 바깥쪽을 향해 있다면 기능적 문제에 의한 O다리이므로 교정 가능성이 매우 높다.

2) 반장슬 검사 – 무릎 구부리기

A

B

C

D

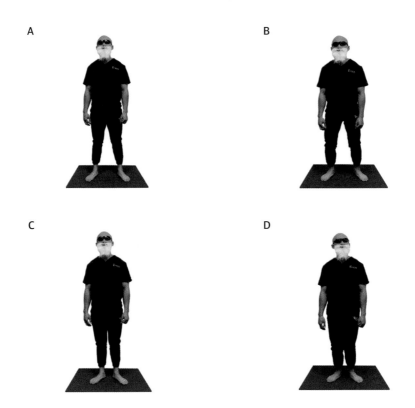

· 검사 목적

무릎 구부리기 동작의 모습을 통해 뒤로 휜 다리에 의한 일시적인 O다리인지 뼈의 변형에 의한 O다리인지 판단한다. 정면에서 사진을 찍었을 때 무릎이 안쪽을 향한다면 이 검사를 진행하는 것이 좋다.

· **검사 방법**

시선은 정면을 쳐다보고 발은 약간 바깥쪽을 향한 상태로 살짝 무릎을 굽히면서 앉는다.

· **평가**

만약 무릎을 굽혔을 때 다리가 붙는다면 이는 뒤로 휜 다리로 의한 일시적인 O다리로 운동이나 스트레칭 등으로 교정이 가능하다. 반대로 다리가 붙지 않고(B) 떨어진 상태로 무릎이 굽혀진다면 뼈 자체의 변형이 동반된 경우이므로 완전한 교정을 기대하기는 어렵다.

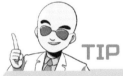

검사 시 일부러 힘을 줘서 무릎을 안쪽으로 모으지 않도록 주의한다. 힘을 빼고 편하게 앉는 게 중요!

3) 골반후방경사 검사 – 치골결합 촉진

①

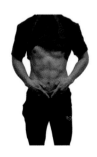

① 배꼽이 손바닥 중앙에 오도록 손을 대고 복부를 압박하면서 천천히 아래로 내려간다.

② 복부를 압박하면서 손을 내리다 보면 뼈가 만져

②

지는데, 그 부위가 '치골'이고 정 가운데에 있는 연골이 '치골결합'이다

③ 촉진한 치골결합과 전상장골극의 위치를 확인하고 높이를 비교한다.

③

· **평가**

전상장골극이 치골결합보다 더 앞으로 튀어나와 있다면 골반전방경사이고, 전상장골극이 치골결합보다 뒤쪽에 위치해 있다면 골반후방경사임을 의미한다.

4) 고관절 기형 검사

· **관절 가동 범위**^ROM **확인하기**

고관절의 각도(내회전/외회전 각도)는 뼈 자체의 변형에 의해서도 틀어질 수 있지만, 일시적인 근육의 불균형에 의해서도 틀어질 수 있다. 그리고 일시적인 근육의 불균형이 있다면 엎드려서 측정한 고관절의 각도와 앉아서 측정한 고관절의 각도가 현저하게 차이가 나게 된다. 반대로 뼈 자체의 기형이 있는 경우라면 어떤 자세로 측정하든 동일한 각도가 나타난다. 관절 가동 범위는 우선 앉아서 측정하고, 다음으로 엎드려서 측정한다.

내 몸과의 전쟁

· 앉아서 관절 가동 범위 측정하기 - 내회전 각도 측정

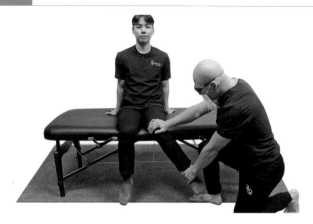

① 환자는 양발이 허공에 뜰 수 있는 높은 의자나 테이블 위에 앉는다.

② 검사자는 한 손으로는 환자의 무릎 안쪽을 잡고 나머지 한 손으로 발목을 잡아서 바깥쪽으로 당긴다.

③ 어느 정도 다리를 바깥쪽으로 당기다 보면 무릎이 움직이게 되는데, 이때 각도를 측정한다.

· 엎드려서 관절 가동 범위 측정하기 - 내회전 각도 측정

내회전 각도 측정

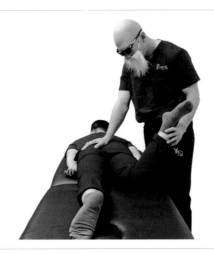

① 환자가 엎드린 상태에서 검사자는 한 손으로는 환자의 골반을 잡고 나머지 한 손으로는 발목을 잡아 고관절을 내회전시킨다.

② 어느 정도 다리를 바깥쪽으로 내려주면 골반이 들리게 되는데, 이때 각도를 측정한다. 정상일 경우 약 40도 정도 벌어진다.

· 앉아서 관절 가동 범위 측정하기 - 외회전 각도 측정

외회전 각도 측정

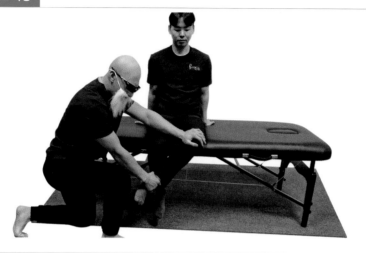

① 환자는 양발이 허공에 뜰 수 있는 높은 의자나 테이블 위에 앉는다.

② 검사자는 한 손으로는 무릎 바깥쪽을 잡고 나머지 한 손은 발목을 잡아서

안쪽으로 당긴다.

③ 어느 정도 다리를 안쪽으로 당기다 보면 무릎이 움직이게 되는데, 이때 각

도를 측정한다.

· 엎드려서 관절 가동 범위 측정하기 - 외회전 각도 측정

외회전 각도 측정

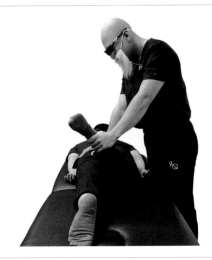

① 환자가 엎드린 상태에서 검사자는 한 손으로는 환자의 골반을 잡고 나머지 한 손으로는 발목을 잡아 고관절을 외회전시킨다.

② 어느 정도 다리를 안쪽으로 내려주면 골반이 들리게 되는데, 이때 각도를 측정한다. 정상일 경우 약 45도 정도 벌어진다.

· **평가**

엎드려서 측정한 내 · 외회전의 각도와 앉아서 측정한 결과를 비교해본다. 두 측정 결과에 현저히 차이가 있다면 근육의 불균형에 의한 일시적인 O다리일 가능성이 높고, 별 차이가 없다면 뼈 자체의 기형에 의한 O다리일 가능성이 높다.

내 몸과의 전쟁

5) 엑스레이 검사

· 검사 목적

O다리가 의심된다면 우선 정면에서 사진을
찍어보고 뼈 자체에 의한 O다리인지 뒤로 휜
다리로 인한 O다리인지 골반후방경사에 의
한 O다리인지 확인한다. 이후 뒤로 휜 다리
검사, 골반후방경사 검사, 고관절 기형 검사를
통해 O다리의 원인을 명확하게 파악한 다음
최종적으로 엑스레이 검사를 진행해 O다리
를 확진한다.

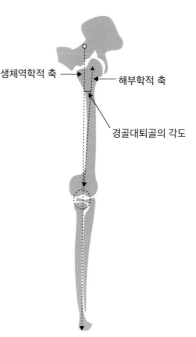

· 검사 방법

경골대퇴골의 각도^{Tibiofemoral angle}(경골의 중심선과 대퇴골의 중심선이 이루는 각도)를
측정한다.

· 평가

정상인 경우 5~7도, O다리의 경우 5도 이하, X다리의 경우 7도 이상이 나온다.

04

쭉 뻗은 다리를 만드는 무기

O다리 교정 빡빡이 루틴

O다리 체형은 원인으로는 반장슬에 의한 것, 골반후방경사에 의한 것, 뼈 자체의 변형에 의한 것이 있으며, 이 원인에 따라 알맞은 교정 방법을 적용해야 한다.

1) 뒤로 휜 다리로 의한 O다리

옆으로 누워서 다리 들어올렸다 내리기 → 서서 다리 들어올렸다 내리기 → 무릎 바깥쪽으로 돌리기 → 계단 오르내리며 무릎 관절 조절 훈련하기

✕ 옆으로 누워서 다리 들어올렸다 내리기 ✕

1

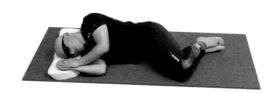

2

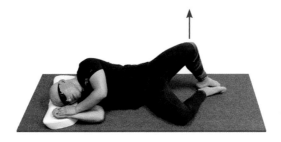

① 옆으로 누워서 양쪽 다리를 붙이고 무릎을 굽힌다.

② 양발을 붙인 상태에서 위쪽 다리를 천장 쪽으로 최대한 들어올렸다 내린다. 이때 허리가 과도하게 펴지거나 골반이 돌아가지 않도록 유의한다.

③ 뒤쪽 골반 측면 부위에 힘이 들어가야 한다.

④ 10회씩 3세트 반복한다. 반대쪽도 똑같이 실행한다.

✕ 서서 다리 들어올렸다 내리기 ✕

1

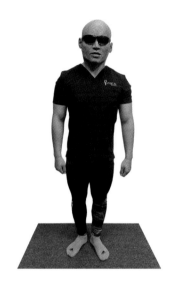

2

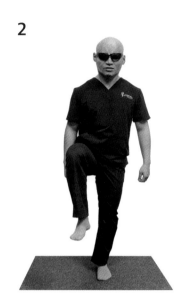

① 양발을 붙이고 바른 자세로 선다.

② 한쪽 다리를 들어올려 무릎을 90도로 굽히고 6초간 자세를 유지한다.

③ 10회 3세트 반복하고 반대쪽도 똑같이 실행한다.

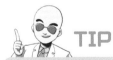

②에서 무릎을 굽힐 때는 지탱하고 있는 다리의 고관절이 안쪽으로 회전하지 않도록 바깥쪽으로 돌리고, 다리를 들어올린 쪽의 골반이 아래로 떨어지지 않도록 지탱하는 다리의 골반 뒤쪽에 힘을 강하게 준다.

내 몸과의 전쟁

✕ 무릎 바깥쪽으로 돌리기 ✕

1   **2**

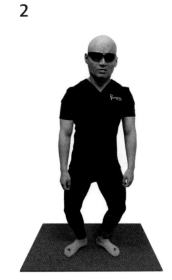

① 양발을 붙이고 바로 선다.

② 무릎 관절이 정면을 향하도록 고관절을 바깥쪽으로 돌리고, 무릎은 살짝 굽힌다.

③ 6초간 자세를 유지한 후 처음 자세로 돌아온다.

④ 10회씩 3세트 반복한다.

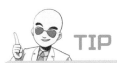

평소에 가만히 서 있는 동안 수시로 이 운동을 하면 O다리의 교정에 큰 역할을 한다

✕ 계단 오르내리며 무릎 관절 조절 훈련하기 ✕

1
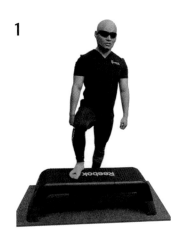

2
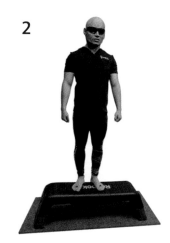

① 계단 앞에 바로 선 다음 먼저 한쪽 발을 올린다.

② 계단 아래에 있는 발을 올릴 때 고개를 숙여 계단에 올라가 있는 다리의 무릎 관절이의 움직임을 유심히 관찰한다.

③ 정상적으로 엉덩이 근육과 허벅지 근육이 올바로 작동한다면 무릎 관절이가 두 번째 발가락과 같은 축에서 움직인다. 그러나 비정상적으로 기능하면 무릎 관절이가 발 안쪽 방향으로 꺾이듯이 움직인다.

④ 만약 비정상적으로 기능할 경우에는 무릎 관절이가 두 번째 발가락과 같은 축에 위치하도록 의도적으로 조절하면서 계단을 오르내린다. 최대한 천천히 운동을 실행한다. 10회씩 3세트 반복한다.

2) 골반후방경사에 의한 O다리

엎드려서 양팔로 상체 젖히기 → 반양반다리 하고 상체 기울이기 → 의자에 앉아서 한쪽 무릎 폈다 내리기 → 양발 벌리고 무릎 굽혔다 펴기 → 선 자세에서 엉덩이 뒤로 빼기

✕ 엎드려서 양팔로 상체 젖히기 ✕

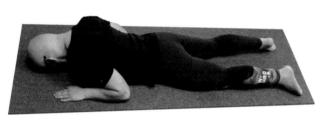

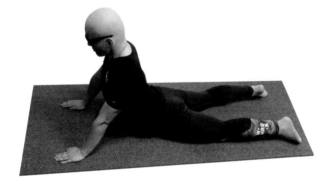

① 바닥에 엎드려 양팔은 몸에 붙이고 양손은 어깨 옆에 둔다.

② 양손으로 바닥을 밀어 상체를 뒤로 젖힌다. 허리에 힘을 주지 말고 온전히 팔의 힘만으로 들어올린다. 복직근이 뻣뻣하다면 복부 앞쪽에 신장감이 느껴진다.

③ 15초간 자세를 유지하고 처음의 자세로 돌아온다. 4회 반복한다.

✕ 반양반다리 하고 상체 기울이기 ✕

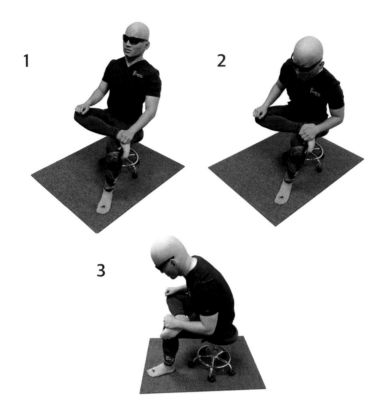

① 의자에 허리를 펴고 앉아서 한쪽 다리를 반대쪽 허벅지 위에 올려놓는다.

② 한손으로 허벅지 위에 올린 다리의 무릎을 아래로 약간 누른다.

③ 허리를 편 자세 그대로 상체를 앞으로 기울인다.

④ 15초간 자세를 유지한 후 처음의 자세로 돌아온다. 4회 반복한다.

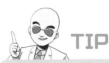 TIP

정상적으로 스트레칭을 했을 경우 골반 뒤쪽 엉덩이 중앙 부위에 당기는 느낌이 든다.

내 몸과의 전쟁

✕ 의자에 앉아서 한쪽 무릎 폈다 내리기 ✕

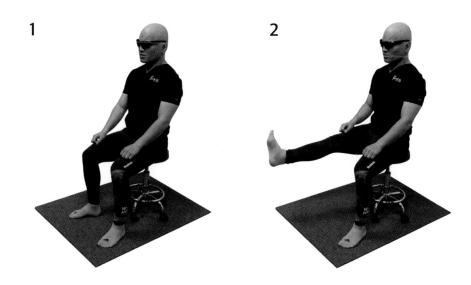

① 허리를 펴고 바른 자세로 의자에 앉는다.

② 천천히 한쪽 무릎을 펴고 15초 유지한 다음 돌아온다. (햄스트링이 짧아져 있다면 허벅지 뒤쪽이 당기는 느낌이 든다.)

③ 4회 반복하고 반대쪽도 똑같이 실행한다.

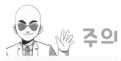 주의

무릎을 펼 때 허리를 굽히거나 발목을 뒤로 젖히지 않도록 유의한다. 발목을 뒤로 젖히면 오금 부위의 근육이 당기는 느낌이 드는데, 이것은 햄스트링이 늘어나는 것이 아니라 좌골신경이 늘어나는 것이므로 절대로 해서는 안 된다.

✕ 양발 벌리고 무릎 굽혔다 펴기 ✕

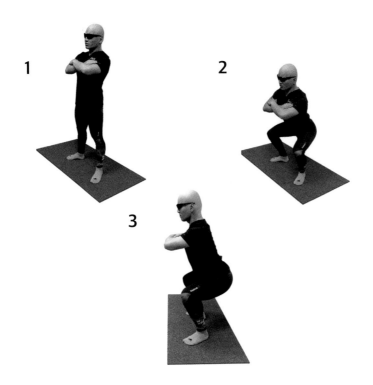

① 양발을 어깨너비로 벌리고 서서 양팔은 교차해 팔짱을 낀다.

② 무릎을 굽히면서 엉덩이를 내렸다가 무릎을 펴 다시 선 자세로 돌아온다.

③ 본인의 체력에 맞는 횟수로 3세트 반복한다. 일반적으로는 40~50회를 목표로 한다.

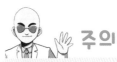 주의

엉덩이를 내릴 때 무릎의 위치가 발가락보다 앞으로 나가지 않도록 하고, 허리를 과도하게 굽히거나 펴지 않아야 한다. 허리는 적당히 앞으로 볼록한 모양이 되게 한다. 양쪽 무릎이 가까워져서 다리 모양이 X 형태가 되거나, 반대로 너무 벌어져서 다리 모양이 O 형태가 되지 않도록 유의한다. 무릎의 중심이 2번째 발가락 위에서 움직이도록 한다.

내 몸과의 전쟁

✕ 선 자세에서 엉덩이 뒤로 빼기 ✕

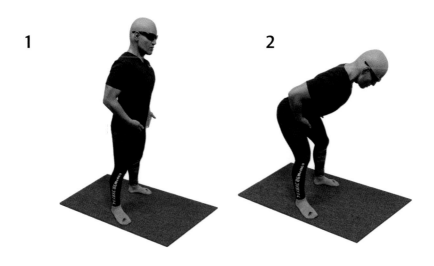

① 다리를 골반너비로 벌리고 서서 양 손날을 앞쪽 골반 위에 댄다.

② 꼬리뼈를 치켜세워 허리를 펴고 등은 명치를 배꼽 방향으로 내린다는 상상을 하면서 조금만 둥글게 말아준다. 어깨를 오므리지 않도록 유의한다.

③ 허리와 등은 일직선을 유지하면서 고관절을 굽혀 상체를 기울였다 세운다.

④ 10회씩 3세트 반복한다.

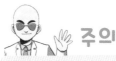 주의

허리를 지나치게 펴서 꺾이지 않도록 한다. 상체를 기울였다가 세울 때는 허리와 고관절이 따로 움직이지 않도록 주의한다.

3) 뼈 자체의 변형에 의한 O다리

옆으로 누워서 다리 들어올렸다 내리기 → 서서 다리 들어올렸다 내리기 → 무릎 돌렸다 원위치 시키기 → 다리 벽에 붙이고 벌렸다 오므리기 → 비행기 자세로 엉덩이 근육 수축하기

✕ 옆으로 누워서 다리 들어올렸다 내리기 ✕

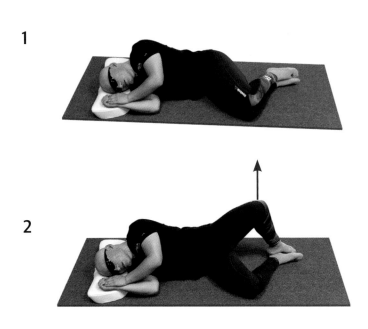

① 옆으로 누워서 양쪽 다리를 붙이고 무릎을 굽힌다.

② 양발을 붙인 상태에서 위쪽 다리를 천장 쪽으로 최대한 들어올렸다 내린다. 이때 허리가 과도하게 펴지거나 골반이 돌아가지 않도록 유의한다.

③ 뒤쪽 골반 측면 부위에 힘이 들어가야 한다.

④ 10회씩 3세트 반복한다. 반대쪽도 동일한 방법으로 실행한다.

✕ 서서 다리 들어올렸다 내리기 ✕

1　　　　　　　　　　**2**

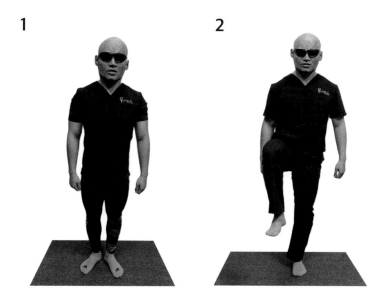

① 양발을 붙이고 바른 자세로 선다.

② 한쪽 다리를 들어올려 무릎을 90도로 굽히고 6초간 자세를 유지한다.

③ 10회 3세트 반복하고 반대쪽도 동일한 방법으로 실행한다.

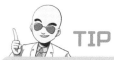 TIP

②에서 무릎을 굽힐 때는 지탱하고 있는 다리의 고관절이 안쪽으로 회전하지 않도록 바깥쪽으로 돌리고, 다리를 들어올린 쪽의 골반이 아래로 떨어지지 않도록 지탱하는 다리의 골반 뒤쪽에 힘을 강하게 준다.

✕ 무릎 돌렸다 원위치 시키기 ✕

1

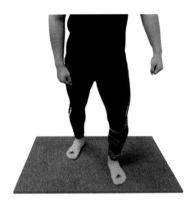

2

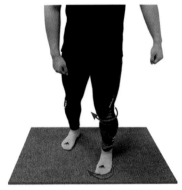

① 한쪽 다리를 약간 앞쪽으로 내밀고 무릎을 살짝 굽힌다.

② 정강이를 안쪽으로 돌려 발이 안쪽을 향하게 했다가 ①번 자세로 돌아온다.

③ 10회씩 3세트 반복한다.

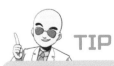

발 안쪽에 세라밴드를 묶어서 저항을 주면 더 효과적으로 운동을 할 수 있다.

내 몸과의 전쟁

✕ 다리 벽에 붙이고 벌렸다 오므리기 ✕

1

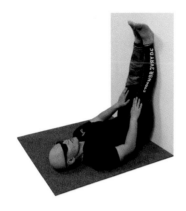

2

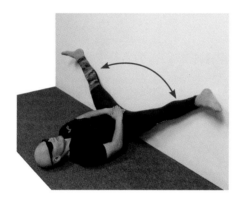

① 엉덩이를 벽에 대고 양쪽 다리를 펴 벽 위에 올린다.

② 천천히 양쪽 다리를 바깥으로 벌린다.

③ 허벅지 안쪽 근육이 늘어나는 감각을 느끼면서 15초간 자세를 유지하고 처음의

자세로 돌아온다. 4회 반복한다.

✕ 비행기 자세로 엉덩이 근육 수축하기 ✕

1　　　　　　　**2**

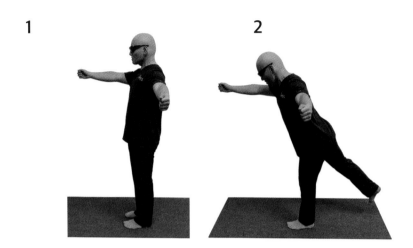

① 바로 선 자세에서 오른손은 앞으로, 왼손을 옆으로 뻗는다.

② 오른쪽 다리를 천천히 들어올리면서 상체와 다리가 일직선이 되도록 앞으로 기

울인다. 동시에 왼쪽 무릎을 살짝 구부린다.

③ 천천히 바로 선 자세로 돌아온다.

④ 10회씩 3세트 반복한다. 반대쪽도 동일한 방법으로 실행한다.

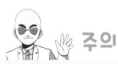 주의

모든 자세에서 엉덩이 근육을 수축시키려고 시도해야 한다. 대둔근 상부 근육의 강한 활성화
는 장경인대의 긴장을 증가시키고, O다리로의 변형을 막는 힘을 만들어낸다.

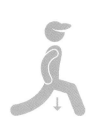

내 몸과의 전쟁

초판 1쇄 발행 · 2019년 12월 31일

지은이 · 피지컬갤러리
펴낸이 · 김동하

책임편집 · 김원희
기획편집 · 양현경
온라인마케팅 · 이인애
디자인 · 박영정

펴낸곳 · 책들의정원
출판신고 · 2015년 1월 14일 제2016-000120호
주소 · (03955) 서울시 마포구 방울내로9안길 32, 2층(망원동)
문의 · (070) 7853-8600
팩스 · (02) 6020-8601
이메일 · books-garden1@naver.com
포스트 · post.naver.com/books-garden1

ISBN 979-11-6416-045-7 13510

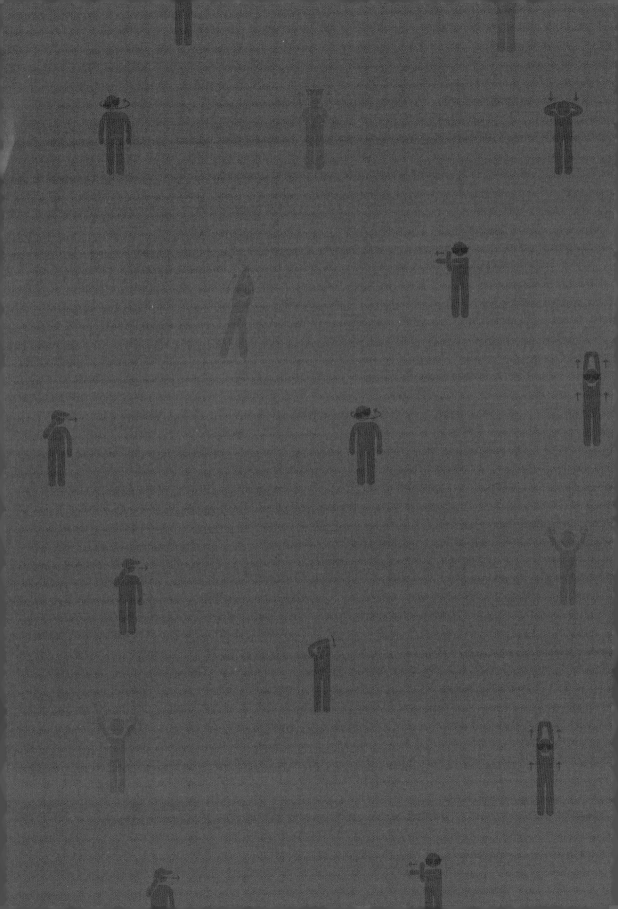